U0198557

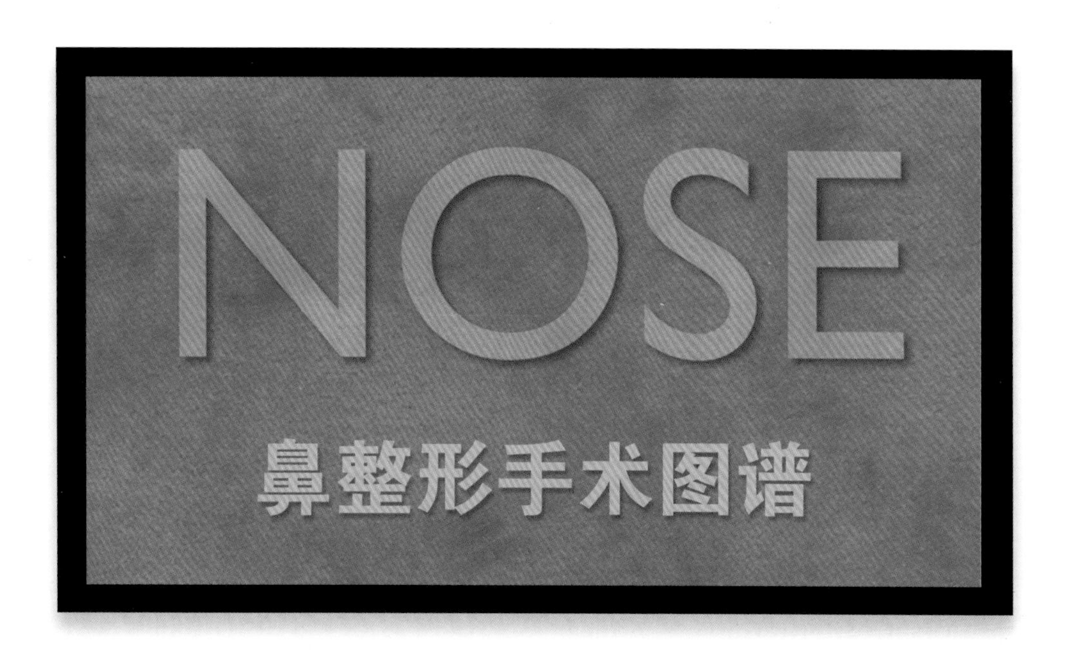

主　编：（日）美容塾

主　译：陶　凯　王　雷　孙志成　何栋良

副主译：岳红利　冀晨阳　林茂辉　王永书
白继平　丁明超

北方联合出版传媒（集团）股份有限公司
辽宁科学技术出版社
·沈阳·

SELECT BIYOUJUKU HANA
BIYOUJUKU 2005
Originally published in Japan in 2005 by KOKUSEIDO CO., LTD.
Chinese (Simplified Character only) translation rights arranged with
KOKUSEIDO CO., LTD. through TOHAN CORPORATION, TOKYO

著作权合同登记号：第06-2017-285号。

图书在版编目（CIP）数据

鼻整形手术图谱 /（日）美容塾主编；陶凯等主译.
—沈阳：辽宁科学技术出版社，2021.1
ISBN 978-7-5591-1865-3

Ⅰ.①鼻… Ⅱ.①美… ②陶… Ⅲ.①鼻—整形外科
手术—图谱 Ⅳ.①R765.9-64

中国版本图书馆CIP数据核字（2020）第201538号

出版发行：辽宁科学技术出版社
（地址：沈阳市和平区十一纬路 25 号　邮编：110003）
印 刷 者：辽宁新华印务有限公司
经 销 者：各地新华书店
幅面尺寸：210mm × 285mm
印　　张：10
插　　页：4
字　　数：200 千字
出版时间：2021 年 1 月第 1 版
印刷时间：2021 年 1 月第 1 次印刷
责任编辑：陈　刚　凌　敏
版式设计：袁　舒
责任校对：徐　跃

书　　号：ISBN 978-7-5591-1865-3
定　　价：218.00 元

投稿热线：024-23284363
邮购热线：024-23284502
E-mail:lingmin19@163.com

著 者 介 绍

美容塾

菅原康志（自治医科大学整形外科教授）

1986 年从香川医科大学毕业后，进入东京大学整形外科工作。曾在长庚纪念医院（中国台湾）、Goteborg 大学（瑞典）留学，2007 年起任现职。杏林大学医学部非常驻讲师，医学博士。日本整形外科学会专科医生。

著有《常见骨科手术技术丛书——颅骨手术技术指导》《面部骨折的治疗》（克诚堂出版社）以及《骨科诊疗系列丛书》（克诚堂出版社）等多部著作。

福田庆三 (veriteclinic 银座院院长）

1985 年从名古屋大学医学部毕业后，进入名古屋大学整形外科工作。曾在 MayoClinic(美国)、Institute for Craniofacial and Reconstructive Surgery（美国)、Providence Hospital（美国)留学，担任过小牧市民医院整形外科主任、爱知医科大学整形外科讲师，2004 年 10 月起任现职。医学博士，日本整形外科学会专科医生。

岩平佳子（医疗法人社团 breast surgery clinic 院长）

1984 年东邦大学毕业后，进入东邦大学整形外科工作。曾在比利时大学（比利时)、Miami 大学（美国)、Emory 大学（美国)留学，2003 年起任现职。东邦大学医学部客座讲师，医学博士。日本整形外科学会专科医生。

著有《乳房重建专家手术要点》（南山堂出版社)、《供优秀整形外科医生借鉴的 26 个案例》（NHK 出版社）以及《骨科诊疗系列丛书》（克诚堂出版社）等多部著作。

主译简介

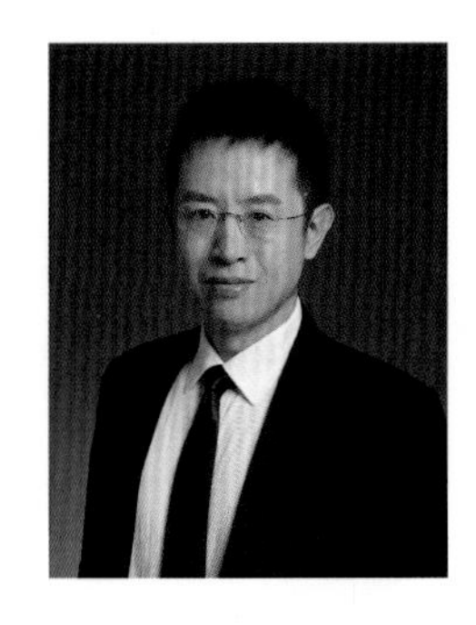

陶凯

北部战区总医院烧伤整形科主任，主任医师，博士生导师。现任中国医师协会美容与整形医师分会常务委员、中华医学会整形外科学分会委员、中华医学会显微外科学分会委员、中国人民解放军医学科学技术委员会整形外科专业委员会副主任委员，《中国美容整形外科杂志》常务副主编，《Stem Cells International》国际编委，《中华显微外科杂志》编委，沈阳市医疗美容专业质量控制中心主任。主持各类基金 7 项，其中主持国家自然科学基金 1 项，先后在国内外期刊发表论文 100 余篇，其中 SCI 收录文章 24 篇（影响因子合计 69.6329），主编专著 14 部。

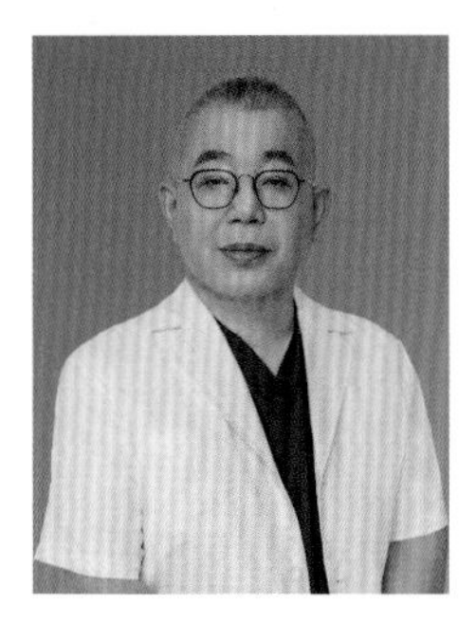

王雷

沈阳创美荟医疗美容技术院长，国内首批整形美容主诊医师。从事整形行业 30 余年，有着数万例成功的手术案例，曾多次受邀参加国内外整形学术会议。擅长眼部整形、综合鼻整形、整形修复、面部五官精细整形、微创腹壁整形、胸部整形、吸脂塑形等。尤其对于整形失败手术的修复以及临床疑难案例的处理有着独到的见解和丰富的经验。

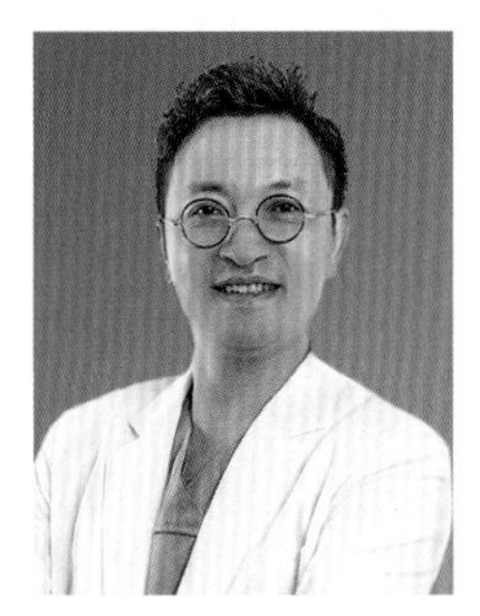

孙志成

琅梵医疗美容集团创始人，2015 年联合多位整形美容皮肤科博士创建以医美博士团队为主体的医疗美容集团。整形美容外科博士，副主任医师，硕士研究生导师，先后毕业于第四、第三军医大学，精通鼻整形、脂肪外科、胸部整形和微整形等美容外科手术。中国医师协会美容与整形外科分会常委，《中国美容整形外科杂志》常务编委。

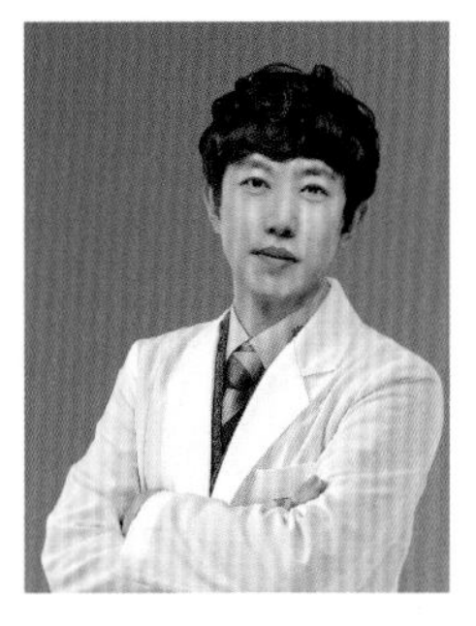

何栋良

何氏鼻医疗美容院长，副主任医师。中国首批医疗美容专业毕业医生，国际医学美容协会会员，世界内镜医师协会中国整形外科内镜与微创专业委员会鼻整形分会副主任委员，中华医学会医学美容分会美容技术学组委员，大连市医学会整形与美容分会委员，中国早期赴韩国进修并将韩国现代整形技术引入中国的整形医生，《中国美容整形外科杂志》编委，多项鼻整形器械发明专利获得者，鼻整形外科技术百科全书《鼻整形修复与重建》主译，鼻整形巨著《达拉斯鼻整形术》译者之一，鼻整形品牌“何氏鼻”的创始人。

副主译简介

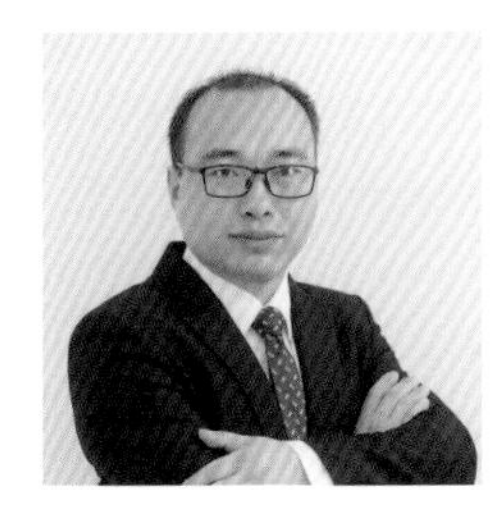

岳红利

秦皇岛匠心医美医疗美容中心院长，锦州医科大学整形外科专业硕士。中华医学会整形外科学分会会员，中国医师协会美容与整形分会会员，中国整形美容协会会员，秦皇岛市整形美容协会秘书长。曾发表文章《数字化 3d 打印技术在巴马小型猪下颌角截骨模型中的应用》《增生性瘢痕中差异性 miRNA 的筛选及作用初探》等。从事医疗美容行业十余年，擅长眼部整形手术。

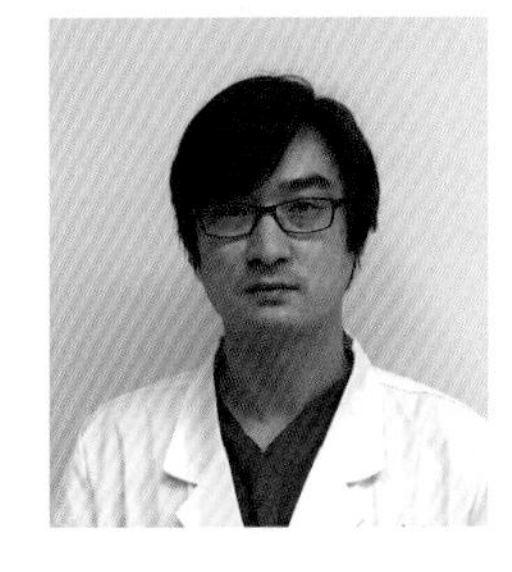

冀晨阳

广州颜所医疗美容门诊部整形外科医生，医学硕士。曾于中山大学孙逸仙纪念医院整形外科工作。擅长眼、鼻、颏等部位美容手术。以第一作者或共同作者先后在国内外专业期刊发表论文 30 余篇，其中有 9 篇第一作者论文被 SCI 收录。参译《整形外科案例解析》《腹壁整形美容外科》等著作。

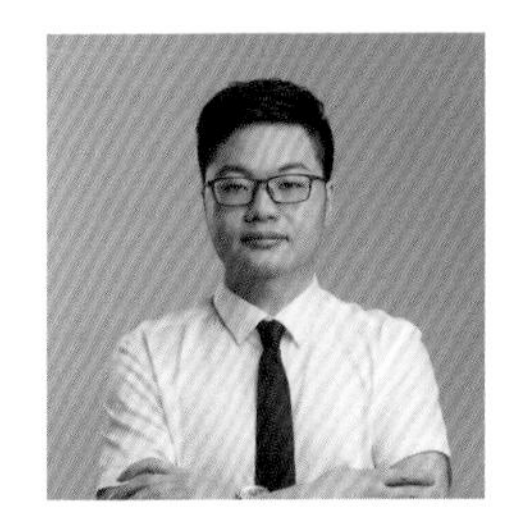

林茂辉

医学博士，毕业于南方医科大学，研究方向为再生医学。发表论文 10 余篇，其中 SCI 收录 3 篇，参译《腹壁整形美容外科》，参编《面部脂肪美容整形外科学》、《抗衰老与面部年轻化》（全国高等医学美容专业系列教材）。现任中国整形美容协会美容医学教育与管理分会理事、中国研究型医院学会干细胞学组委员、International Society of Plastic & Regenerative Surgeons（ISPRS）国际会员。

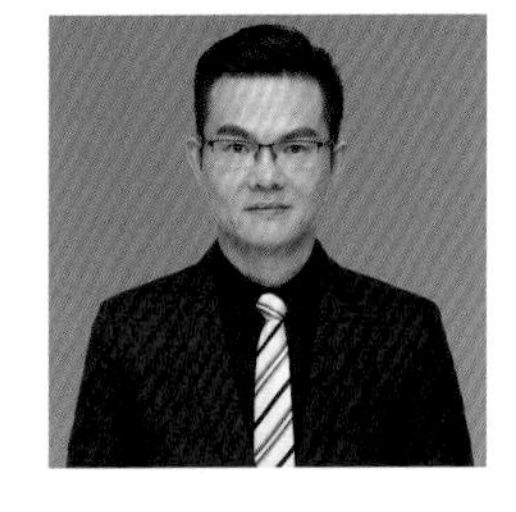

王永书

医学博士，从事医疗美容临床工作多年，师从台北荣民总院整形外科方荣煌教授，曾经在美国达拉斯西南医学中心、瑞士蒙特勒医学抗衰中心、香港 Marry Queen Hospital 进修学习。具有扎实的整形外科基础和娴熟的美容注射技能，擅于依据个人需求，将传统面相命理学与时尚潮流元素相结合，定制个性化形象方案。中国整形美容协会海峡两岸分会委员、美国整形外科学会会员。

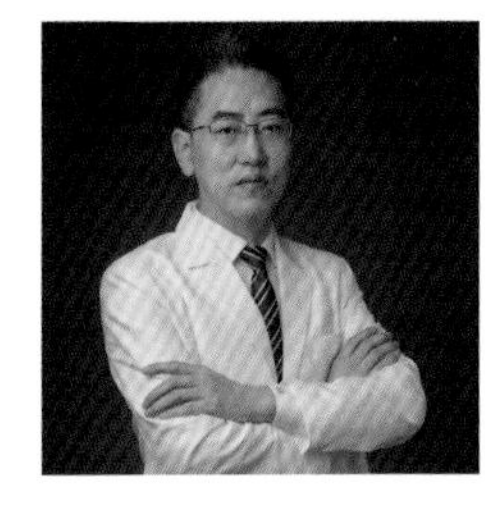

白继平

整形外科副主任医师，医学美容主诊医师，毕业于山西医科大学，现任上海彩婷医疗美容门诊部等多家机构院长。擅长眼部、鼻部、胸部整形项目及修复手术，通过专业的手术设计方案，打造个性化的独特之美。曾于北京八大处及上海九院深造，并在三甲医院任职多年，多次赴韩国、日本参加整形峰会，参与编译多部著作。

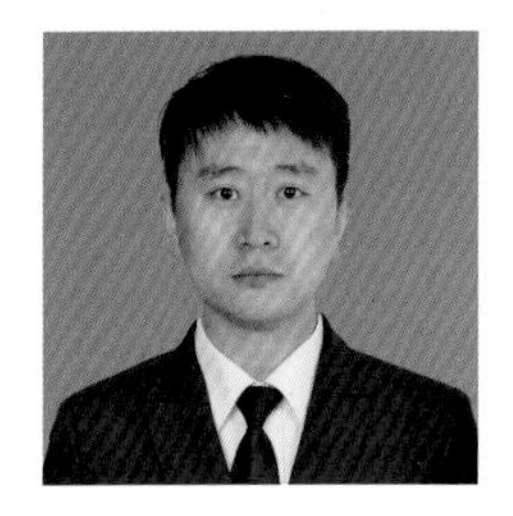

丁明超

空军军医大学第三附属医院颌面外科主治医师，医学博士。德国汉堡大学访问学者，中国整形美容协会精准与数字医学分会委员，陕西省口腔医学会颌面外科专委会委员。从事颌面正颌、颜面整形 10 余年，擅长数字化辅助设计以及颌骨正颌、颌骨轮廓手术、创伤性颜面损伤修复、颜面部脂肪充填等治疗。参与发表 SCI 9 篇，国内核心期刊 10 余篇，曾参与副主译《3D 数字化正颌外科设计与治疗》。

译者简介

（按姓氏笔画排序）

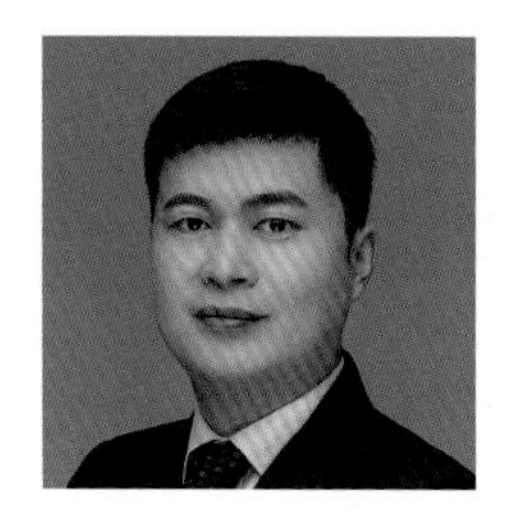

王同坡

太原丽都整形美容医院五官中心主任。中国整形美容协会鼻整形分会会员，从事整形美容外科十余年。擅长鼻部精细化整形，可根据受术者的五官特点，定制兼具个性与美学的美鼻方案，并对各种假体、自体隆鼻材料的临床应用有独到见解。

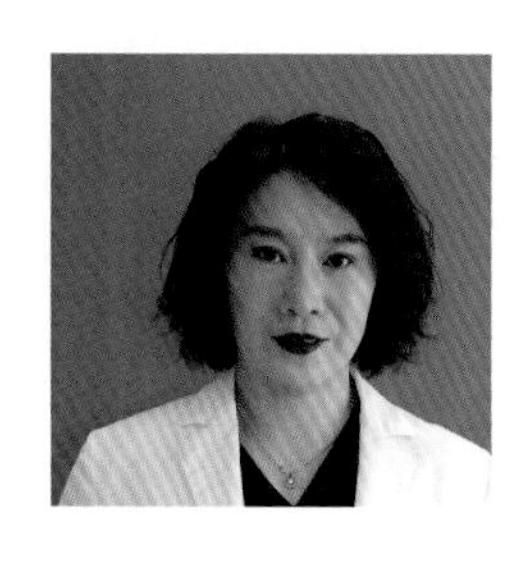

孔旭

北部战区总医院烧伤整形科副主任医师，医学硕士。擅长眼鼻整形美容、耳廓整形、吸脂、脂肪填充、体表肿物切除和美容修复、注射美容等。

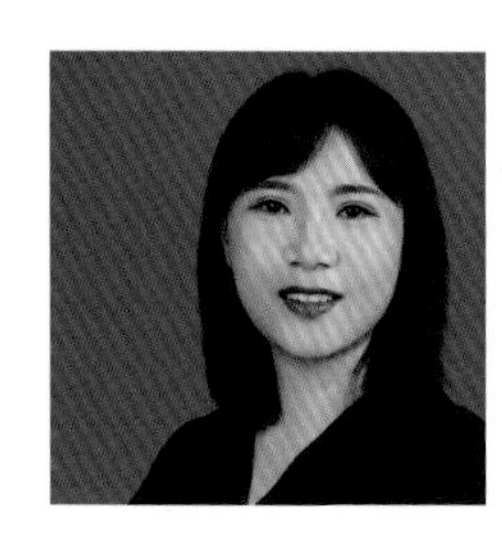

刘畅

大连瑞丽医疗美容医院院长，美容外科主诊医师，曾任职于三甲医院烧伤外科、显微外科，具有丰富的临床经验。多年专注于眼部整形、眼部修复整形、鼻综合整形及脂肪类整形领域，深受广大女性求美者的认可，是集手术、咨询、管理三位一体的专业医师。

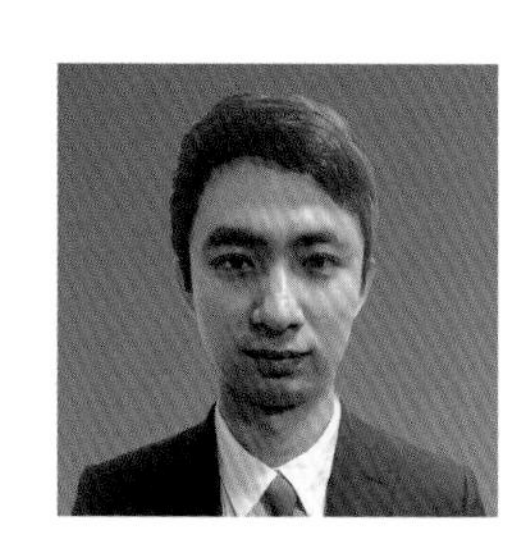

刘书昊

中国医科大学附属口腔医院及沈阳友谊医疗美容医院专科医生。2012年毕业于沈阳医学院临床医学系。专注颅颌面美学测量及面部整形美容手术。获得“咬合面定位下颌角截骨引导器”“外鼻侧貌角度估算尺”“隆颏假体厚度估算尺”等六项实用新型专利。

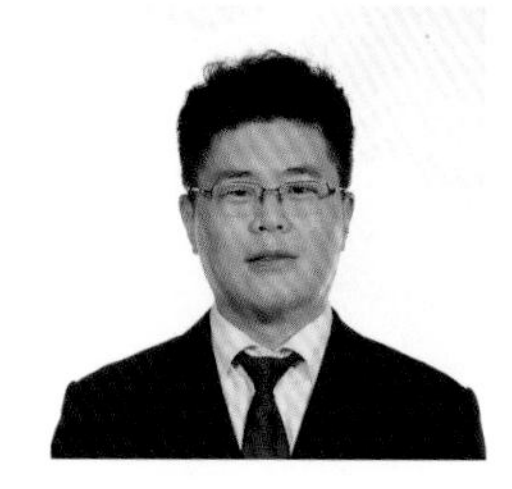

李超

重庆华美整形美容医院修复重建医疗组组长，副主任医师，山东大学医学院外科学硕士。2009 年进修于上海第九人民医院整复外科，2015 年于德国比勒菲尔德基督教医院进修。擅长眼鼻美容、微创美容、眼鼻畸形修复、器官再造术、唇腭裂修复、创面显微外科修复。发表国家级文章多篇，获专利和科研基金资助多项，兼任多个学会学术职务。

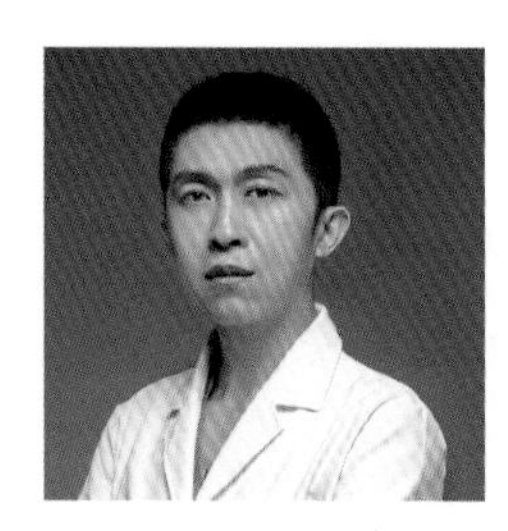

张晨亮

创美荟医疗美容整形美容中心主诊医师，医学硕士。擅长眼综合、鼻综合、体形雕塑、乳房整形、微整形等。

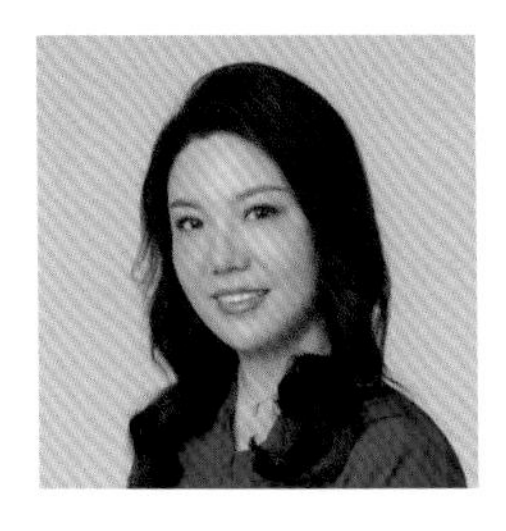

张蕾

整形外科学博士，中国医科大学附属口腔医院整形美容中心副主任医师、副教授。中国医学科学院整形外科医院访问学者、美国约翰霍普金斯大学博士后。现任中国医促会整形美容外科学分会眼整形学组委员、中国康复医学会修复重建外科专业委员会鼻整形修复学组委员。擅长复杂眼鼻整形及修复治疗。

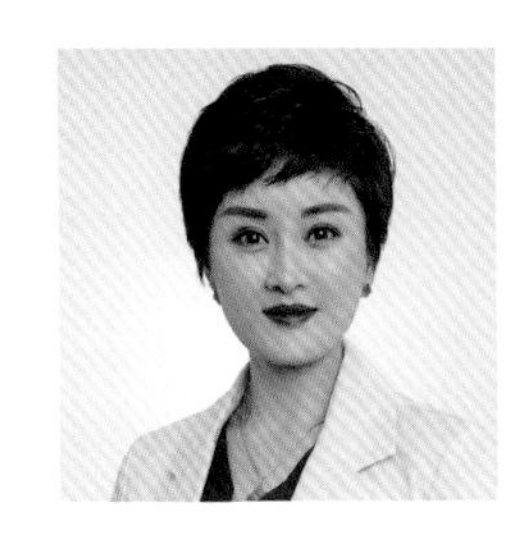

唐立影

大连九铭医疗整形美容院长，毕业于哈尔滨医科大学。留学于美国、韩国，并独创九型气质美学体系，真正做到了无设计不操作、美学加医学的完美融合，擅长面部修复重睑、假体隆鼻、全面部脂肪填充等。

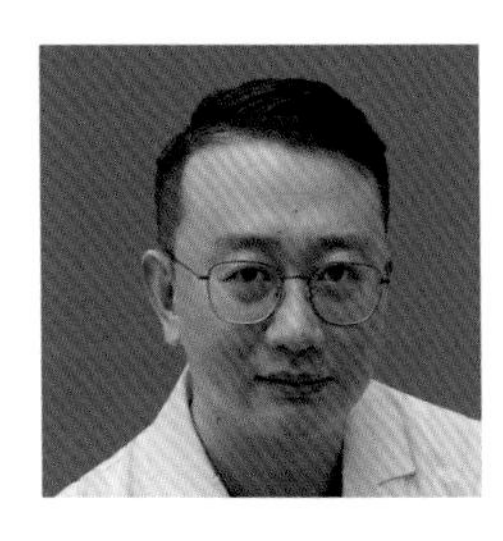

唐亮

浙江大学医学院附属杭州市第一人民医院医疗美容科主治医师，浙江省美容主诊医师。毕业于中南大学湘雅医学院，医学硕士。从事整形美容行业 10 余年。擅长综合鼻整形、脂肪整形、乳房整形等。

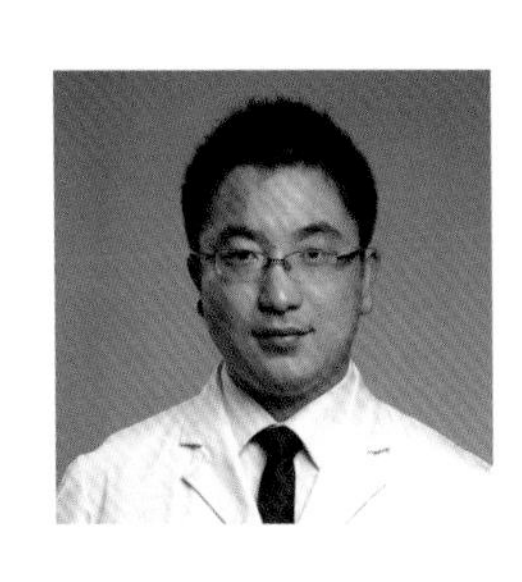

谢立宁

南京医科大学附属友谊整形外科医院整形外科主治医师，日本九州大学大学院医学研究院外科学系博士、美国哈佛大学附属 Brigham and Womens’ Hospital 整形外科博士后、清华大学医用工程学博士后，曾经获得比尔 · 盖茨基金会全球“探索大挑战”项目资助。现担任中国修复重建外科专业委员会皮瓣外科专业组委员、中国整形美容协会会员、中国整形美容协会眼鼻综合医学美容专委会委员等职。在各类杂志上发表文章 30 余篇。

前言

对于从事手术的外科医生来说，美容外科手术虽然伴随着风险，但确实是美好而且充满魅力的领域。将天造地设之人重新整形美容，这种向自然之力挑战的勇气与对生命的敬畏之心交织在一起，令人总有诚惶诚恐之感，这种感觉常常无法用语言来形容。

尽管手术效果可以令人称奇，但实际上手术难度可能极高，而且随着手术种类和手术方式的增多，未知领域正在不断扩大。在这种情况下，前辈们的忠告，教科书、文献等的指导会对医生们的进步大有裨益，但医生们仍然希望以更直接的方式进行知识的交流与分享。在这种情况下，自 2002 年起，对美容外科手术感兴趣的医生们聚集在一起，成立了"美容塾"研修会，在此深入探讨各种案例和经验，一点一滴地整理出针对亚洲人的美容外科手术术式。

在此，我们将迄今为止在"美容塾"获得一致意见的术式与理念加以归纳整理，以"美容塾教材"的形式出版。实际上，通过此书使美容外科手术系统化还差之甚远，但我们的初衷是尽量通俗易懂地阐述内容，并配以图示和实例照片，以便于读者理解和掌握手术操作。

本书为有关鼻部美容外科手术的教科书。第 1 章介绍了鼻整形基础知识，第 2 章介绍了基本技术，第 3 章介绍了实际案例并说明其分析和设计过程。

美容外科手术首先是医疗领域的一项技术，同时需要具备更多的艺术天分。其中需要具备审美的能力、执着的精神和充足的干劲，还需要具备与循证医学（EBM）理论相反的匠人精神。虽然仅通过书籍很难准确表述和传递出这种精神层面的精髓，但是希望通过阅读本书，能够提高众多整形美容工作者的技术水平，并通过不断的训练和实际运用，熟练掌握相关的操作技术和设计方法，以满足患者的需要。如能达此目的，我们将不胜荣幸。

在本书即将付梓之际，承蒙龟井真先生（共同创立宇都宫院美容外科）、苏雅宏先生、广比利次先生的大力帮助和指导，在此我们深表感谢！

最后，在本书完成之际，我们为克诚堂出版社大泽王子氏先生的贡献深表谢忱！

全体作者

目　录

第1章 鼻整形基础知识 Preoperative Considerations

第2章 基本技术 Basic Techniques

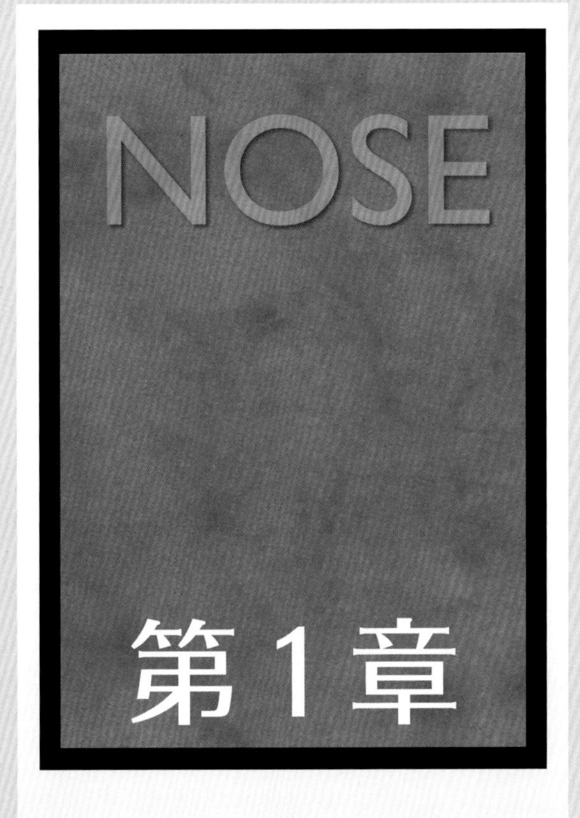

鼻整形基础知识

Preoperative Considerations

1 鼻整形相关解剖知识

与欧美人相比，亚洲人的鼻部有以下特点：① 皮肤和皮下组织较厚且质地坚韧（Firm Envelope）。② 骨和软骨小且缺乏支撑力（Poor Support）。③ 鼻部整体较小。因此，亚洲人的鼻整形治疗有以下相应特点：① 调整鼻部形态的操作难度较大。② 即使对支撑组织进行了精细的操作，也很难在表面上呈现出来。③ 即使支撑结构良好，如果外层组织不理想，也不能获得较好的效果。④ 手术操作较为复杂。

本节对亚洲人进行鼻部整形手术时所涉及的鼻部解剖进行说明，其中部分内容与国外的教科书有若干相同之处。对解剖更为详细的说明请参考其他解剖教科书。

表面解剖

图 1–1–1 为本书中所使用的鼻部解剖名称。

亚洲人圆鼻尖较多，多数情况下较难明确区分鼻尖、鼻尖上部和鼻尖下部。应该记住鼻尖部并不是尖尖的翘起状，而是鼻翼和软骨综合形成的，具有一定尖度、突度和宽度的结构。

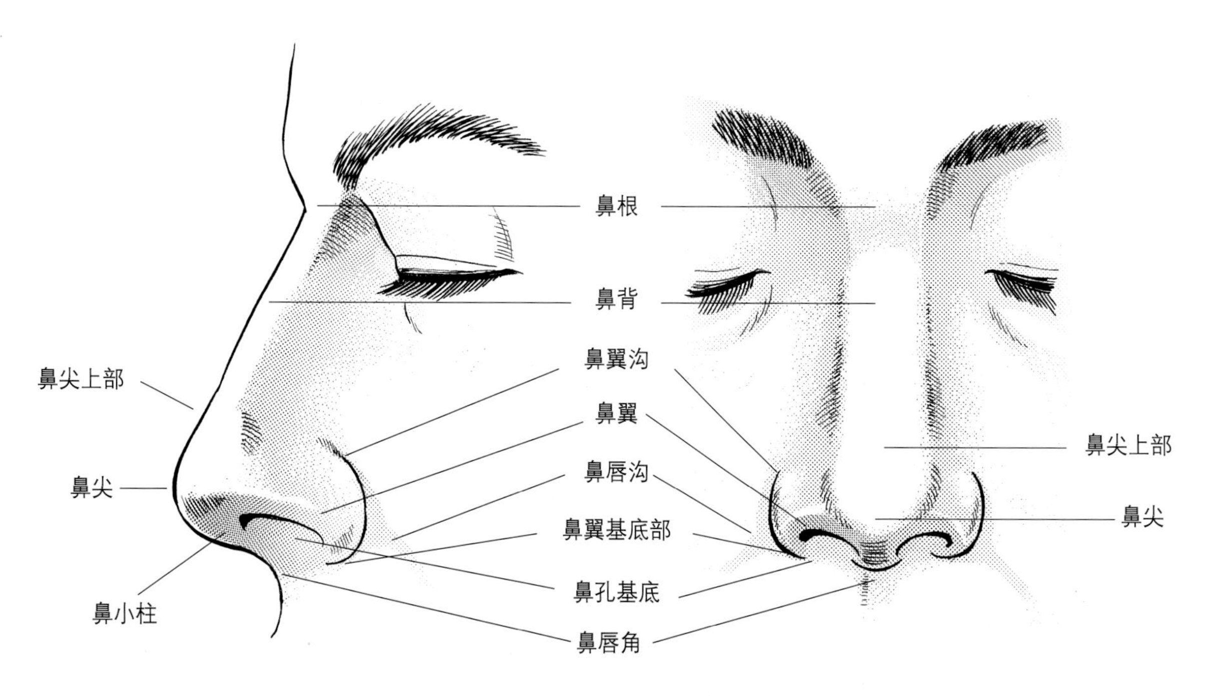

图 1–1–1　鼻部解剖名称

骨和软骨

鼻部骨性结构由上颌骨额突和鼻骨组成，软骨结构由鼻外侧软骨、鼻翼软骨和鼻中隔软骨组成（图 1-1-2）。亚洲人的皮肤本身有一定的支撑性。

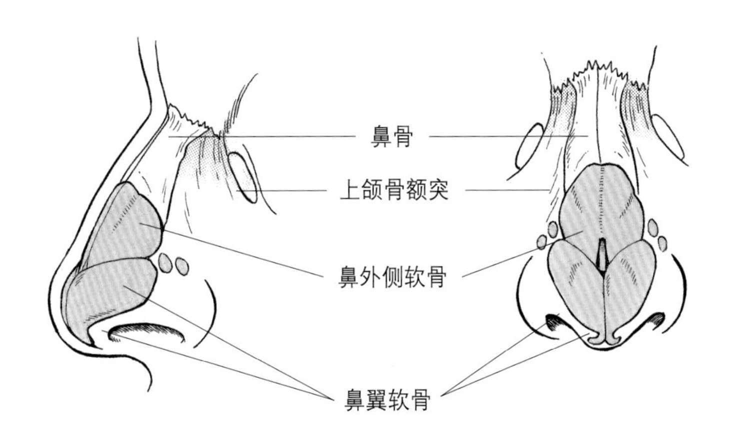

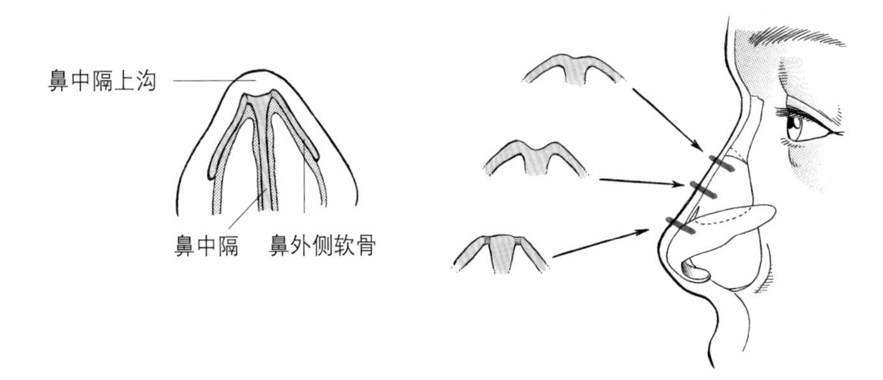

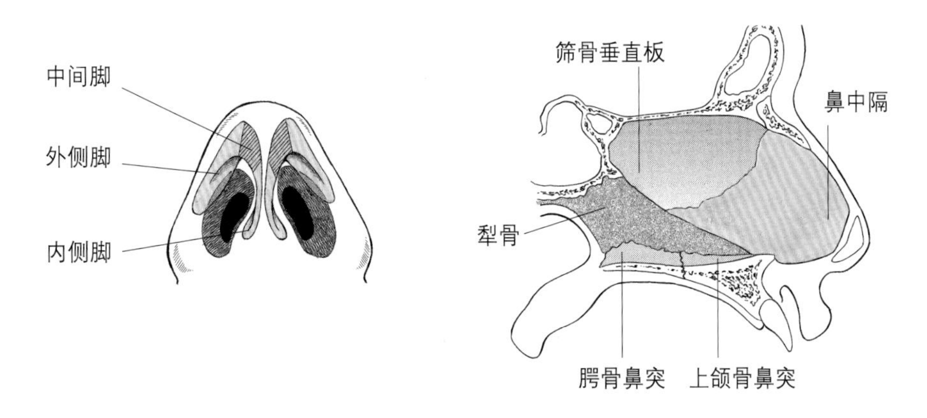

图 1-1-2　鼻部骨性结构和软骨结构

神经

鼻部感觉受眶下神经、筛前神经、滑车下神经支配。因此，鼻根、鼻内的浸润麻醉和眶下神经阻滞均可为鼻部表面部位带来良好的麻醉效果（图 1-1-3）。

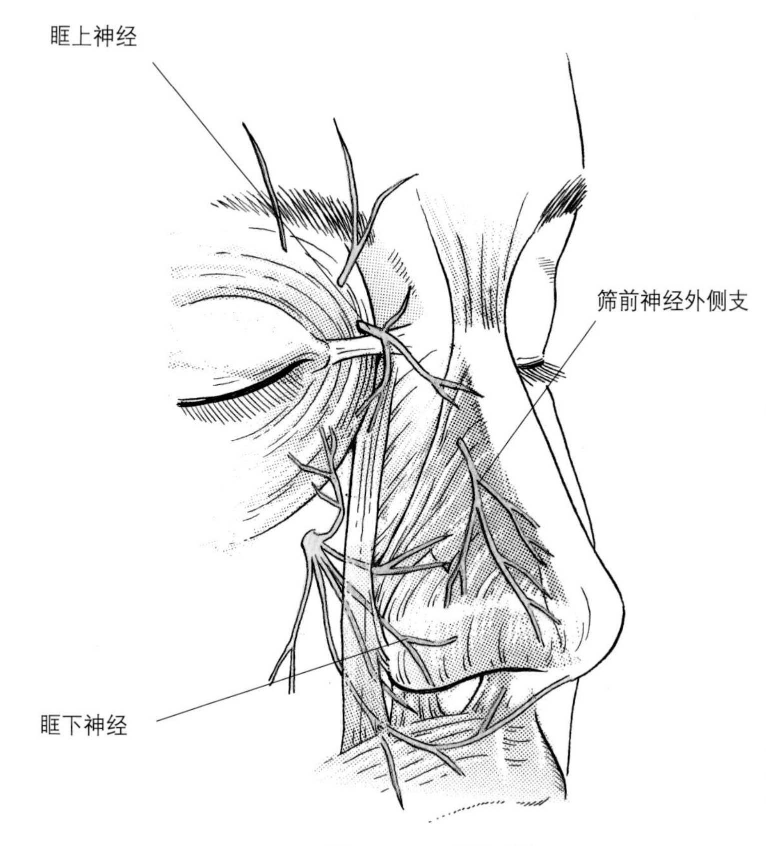

图 1-1-3　鼻部神经

血管

从面动脉发出的内眦动脉为鼻部表面组织提供血供，筛前动脉、唇动脉的分支为鼻内组织提供血供（图 1-1-4）。如果没有基础性疾病，通常术中出血，轻轻按压即可止血。如果用双极等设备强烈灼烧皮肤，有可能导致皮肤坏死。

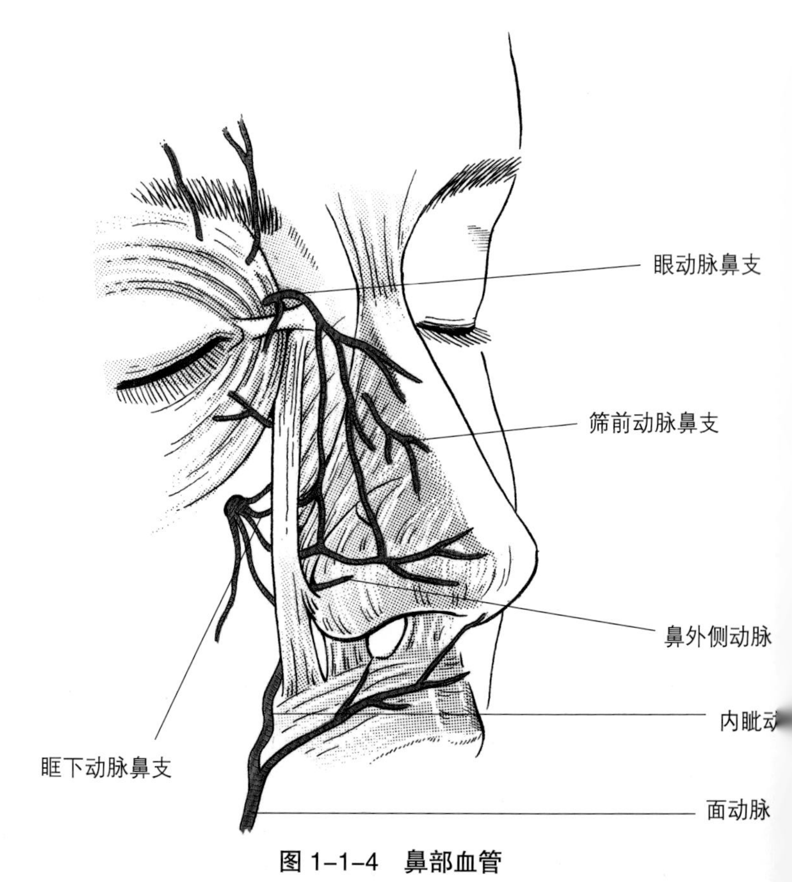

图 1-1-4　鼻部血管

肌肉

鼻根肌、鼻肌、降鼻中隔肌是鼻部主要的肌肉（图 1–1–5），分别起到上提鼻尖、扩大鼻孔、降低鼻尖的作用。除此之外，鼻部周围肌肉的运动可以使鼻部做出各种表情，与欧美人相比，亚洲人的鼻部肌肉运动幅度较小。

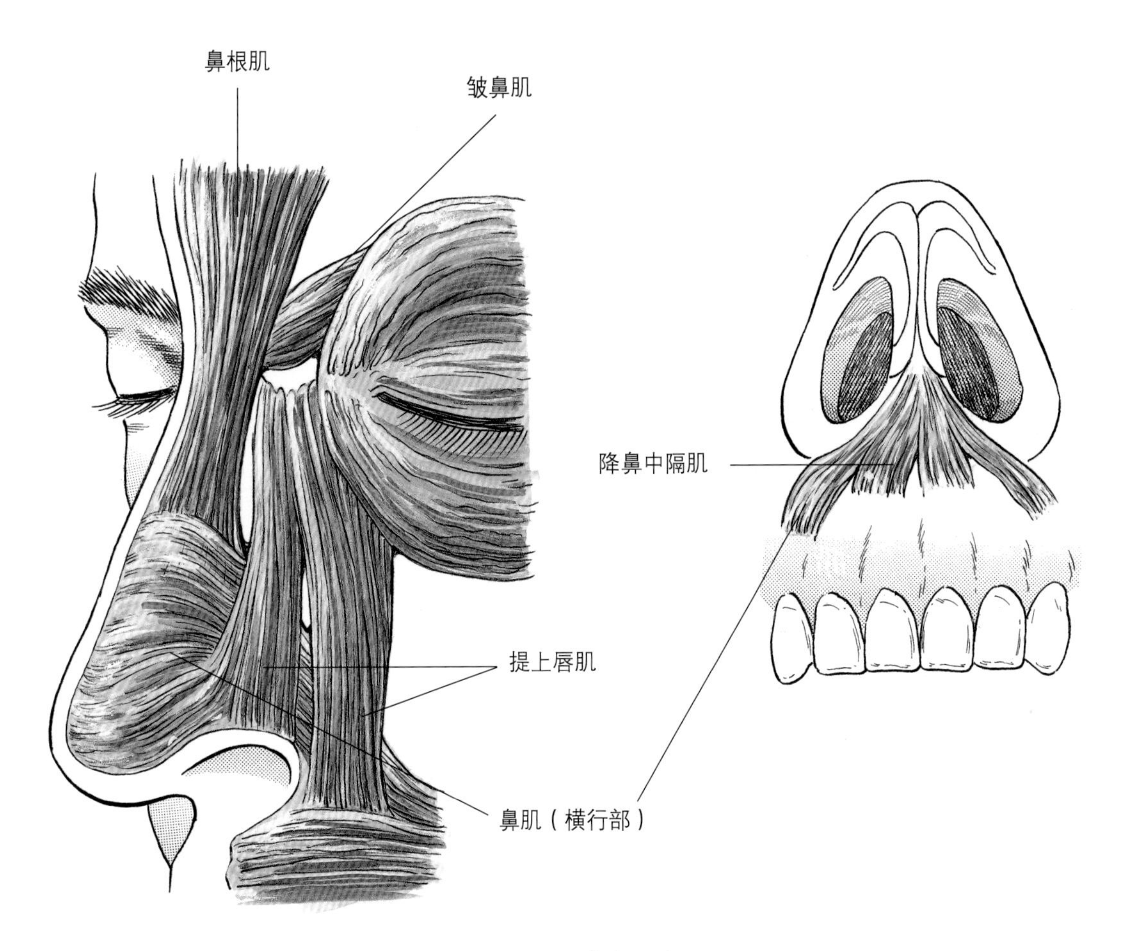

图 1–1–5 鼻部肌肉

2 术前需要检查的项目

准备进行鼻部手术前，需要对患者的鼻部进行全面的检查。以下是术前需要检查的主要项目。

外形

评估鼻部外形及其与周围组织的关系，进行评估时拍摄照片进行记录。

鼻部支柱：鼻部支柱的宽度要与面部保持平衡。需确认鼻部支柱是否笔直，或者中间是否变宽。以鼻部支柱侧面的阴影为参照，观察鼻部支柱与内眦角间距离的关系、鼻根部高度等。对于有歪鼻的情况，要确认是骨性歪斜还是软骨性歪斜。

驼峰鼻：确定是否有驼峰鼻以及驼峰的程度，确定鼻部支柱与驼峰高度的关系。多数驼峰鼻较宽。驼峰鼻的高度在调整植入物厚度时非常重要。

鼻尖：从正面、斜侧面、侧面 3 个方向进行形态的评估（图 1–2–1~ 图 1–2–4）。观察的要点包括鼻翼软骨的轮廓是否突出、隆起是否被分为两部分、软骨的大小、牵拉后的伸展性、按压后的支撑性和弹性等。

鼻孔：观察形态与鼻翼软骨的关系，确认左右差别。如果忽略左右差别而行鼻尖成形术，术后可能发生形态不良或形态变差。

皮肤质地

皮肤的厚薄、软硬、可移动性等均是重要的评估内容。皮肤较厚者，软骨等支撑组织的改变较难；反之，皮肤较薄时，较容易改变。

还要确定皮肤的发育情况。皮脂腺较发达的男性，真皮层较厚，皮肤剥离后很难变薄，容易发生皮脂腺感染和血液循环不良等情况。

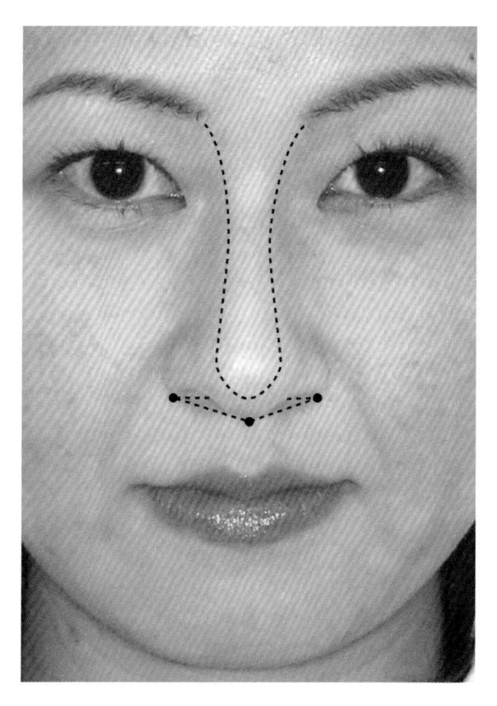

图 1-2-1　确定鼻部正面线条

从眉毛到鼻背、鼻尖画线，观察线条走行过程中宽度的变化。另外，还要确定鼻翼基底部与鼻小柱基底部的位置关系

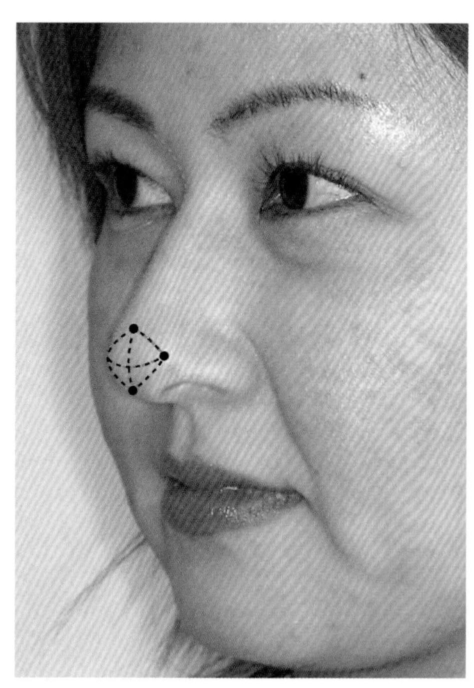

图 1-2-2　鼻部斜侧面观察

鼻尖不是单一的点状，可以理解为由 4 个顶点的位置关系所决定的结构

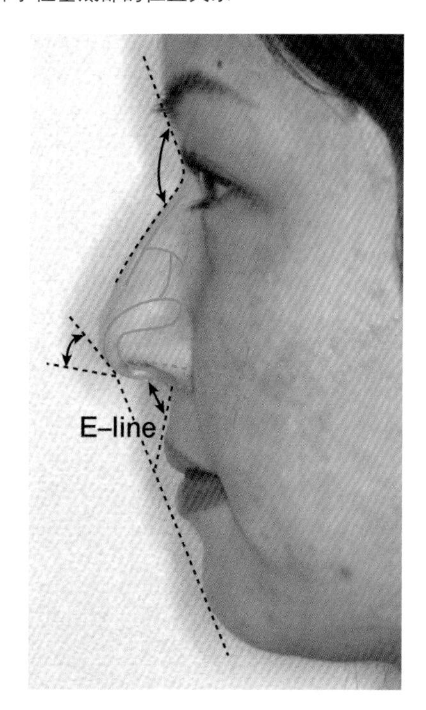

图 1-2-3　鼻部侧面观察

观察前额与鼻背所成的角度，是否有驼鼻峰，鼻尖与鼻尖上部的位置关系和角度，鼻小柱与鼻翼的位置关系，鼻小柱与唇部所成的角度，颏部的位置（鼻尖点与颏部定点连线构成的美容线）等

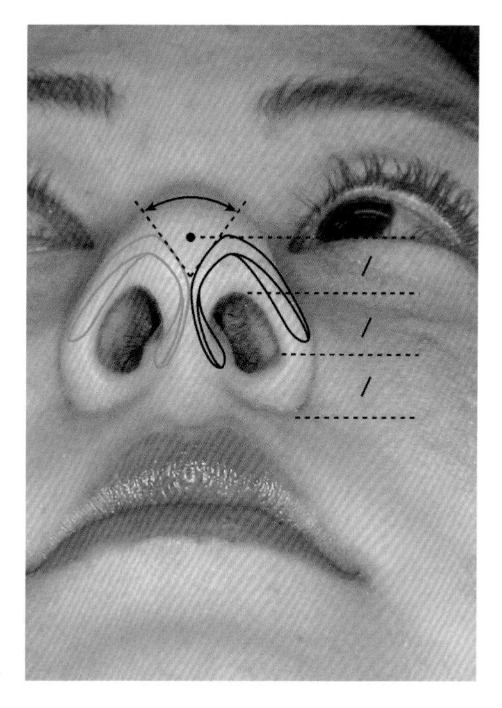

图 1-2-4　鼻孔、鼻尖、鼻翼的形态观察

观察鼻孔的形态、左右差别，鼻尖与鼻孔的平衡，鼻尖的扩展度等

鼻部形态与面部整体的和谐

所有的面部手术均须考虑整体的和谐，鼻部美容手术也不例外。鼻部只有在面部才是鼻部，不能单独存在，其形态应与面部的其他器官保持和谐。

同时，对于常见的鼻部侧貌，何种程度的突出度和长度是最美的不能一概而论，需要根据额、唇、颏的位置及它们之间的和谐程度来评价美貌。特别是亚洲人，存在双颌前突等咬合问题者较多，从侧貌来评价鼻部时，要综合考虑咬合状态（上颌、下颌、颏部前后的位置关系）。如果千篇一律地进行"颏成形术和鼻部填充术"等手术，则有可能打破面颊、前额与鼻部之间的协调性。本节图中数值为平均值（图 1-2-5~ 图 1-2-7），而不是正常值，也并不是漂亮鼻部的绝对数值，我们可以认为这些数值是较为平衡的数值。

对于每个鼻部所能采取的治疗方案常常不止一种，而是有多种选择。患者的要求也是多种多样的，因此很难说哪种方法一定是最好的。第 3 章将进行详细的案例介绍，从案例中思考和探讨各种方案。其中肯定有采用其他方法可以获得更佳治疗效果的案例。有关鼻部手术的操作技巧及其效果在第 2 章中进行介绍。重点强调需要掌握的各种适应证，这一点对于实际手术和模拟手术（图 1-2-8）都很重要。

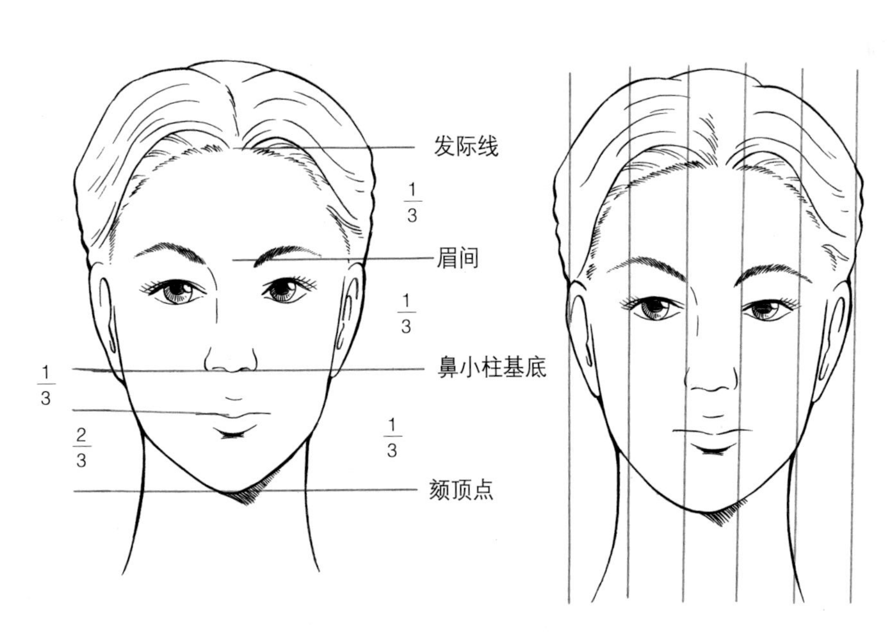

图 1-2-5　面部的标准比例

图中显示面部标准的位置关系和比例。亚洲人最好的比例是中面部 1/3 略短，内眦间距离略宽

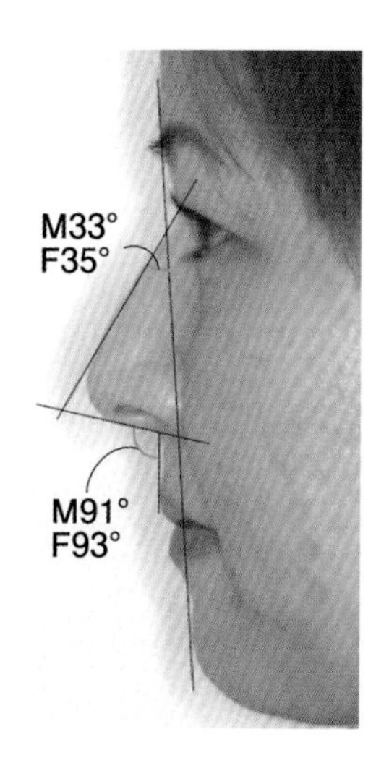

图 1-2-6　鼻部侧面角度平均值

图中显示鼻部侧面观角度的平均值，男性与女性略有不同（M- 男性，F- 女性）

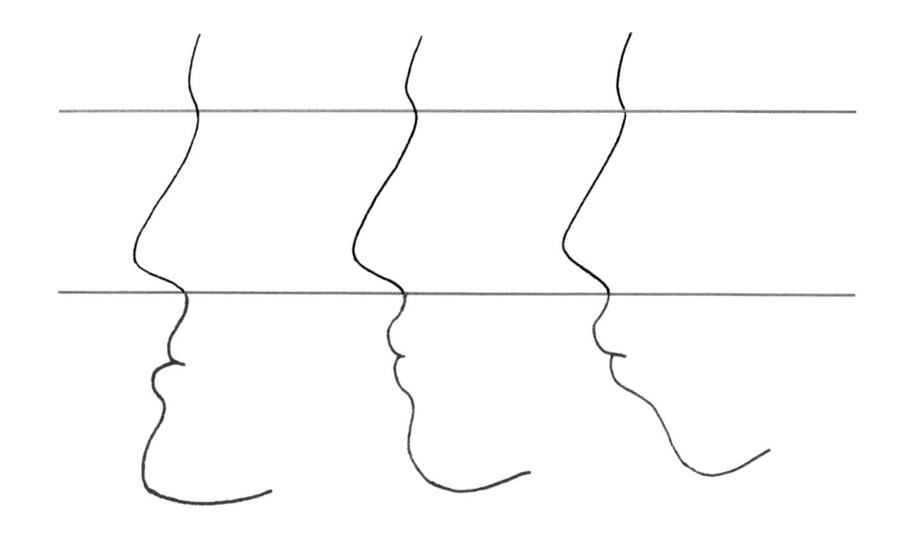

图 1-2-7　面部下 1/3 位置与鼻部的关系

3 张图中前额至鼻小柱基底具有相同的形态和线条，但是由于口鼻和颏部位置关系不同，鼻部给人的印象有较大差异。这就是面部侧貌分析时不能仅观察鼻部的原因

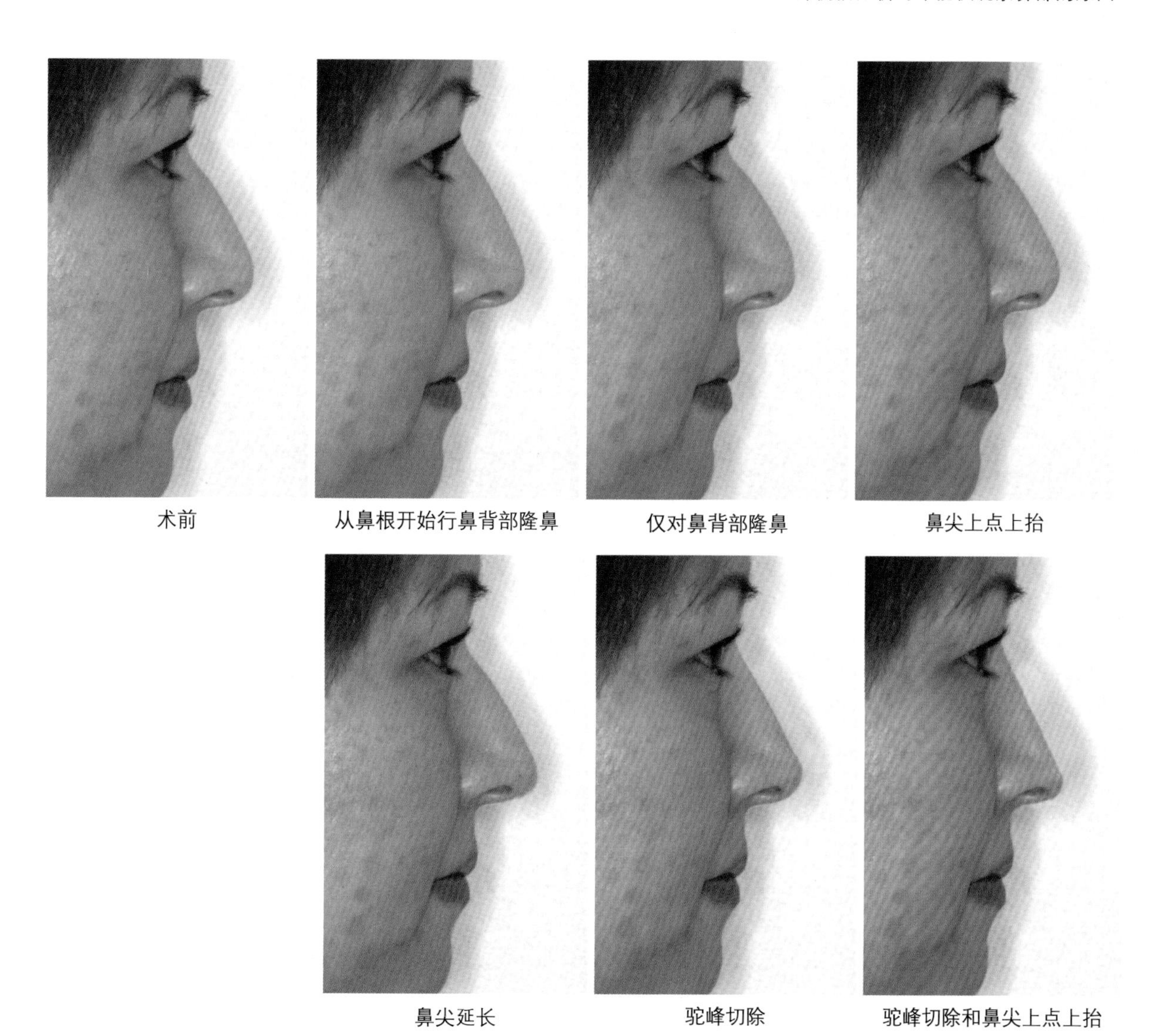

图 1-2-8　模拟手术方案的设计

3 术前准备和麻醉

术前准备

修剪鼻毛，使用剪刀时最好涂抹软膏防止发生意外损伤。

术前标记

除了标记切口线外，还需要标记面部正中线、鼻根最低点、鼻尖点、鼻尖上点、鼻翼软骨突出区等部位（图 1–3–1）。

麻醉

根据患者的需求、术者的手法及具体的术式选择麻醉方式，多数采取局部麻醉，必要时采取全身麻醉。

局部麻醉使用含有肾上腺素的 1% 利多卡因溶液行眶下神经阻滞麻醉。以手指触及眶下缘，在眶下缘正中稍内侧下方 8 ~ 12 mm 处进针，直达骨面。仅在进针点周围注入麻药即可。在鼻根、鼻尖、鼻小柱、切口处增加浸润麻醉，麻醉生效后，鼻部感觉整体下降，同时也达到止血的目的。在行鼻中隔整形时，需同时行鼻中隔黏膜下浸润麻醉，并填塞含 5000 倍稀释肾上腺素的纱条。

在局部麻醉下最好不要进行强效镇静，否则术中出血时易出现血液误吸，引起生命危险。同时需要准备吸痰器、吸氧装置、心电监护和血氧监测装置。

采取全身麻醉时，需插管并行咽腔填塞。

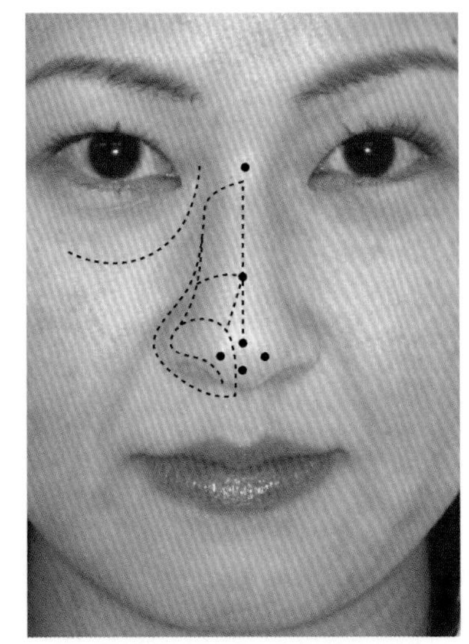

图 1–3–1　术前标记
术前需标记面部正中线、鼻根最低点、鼻尖点、鼻尖上点、鼻翼软骨突出区等，同时还需要标记与手术相关的解剖标志点和标志线

4 术后处理

胶带固定

术后胶带固定有重要作用。皮下潜行剥离后，皮肤软组织与骨软骨支架分离，通过位置重构实现鼻部塑形。同时，术后容易形成血肿，导致局部瘢痕性隆起，呈现不良的外观。应用胶带可发挥良好的辅助固定作用。

粘贴胶带时首先横向略带张力地进行粘贴，进而在分离区形成适度的压力，特别是对于鼻尖上点要确切加压。在鼻尖稍抬起的状态下进行粘贴，暴露鼻尖部（图 1–4–1）。

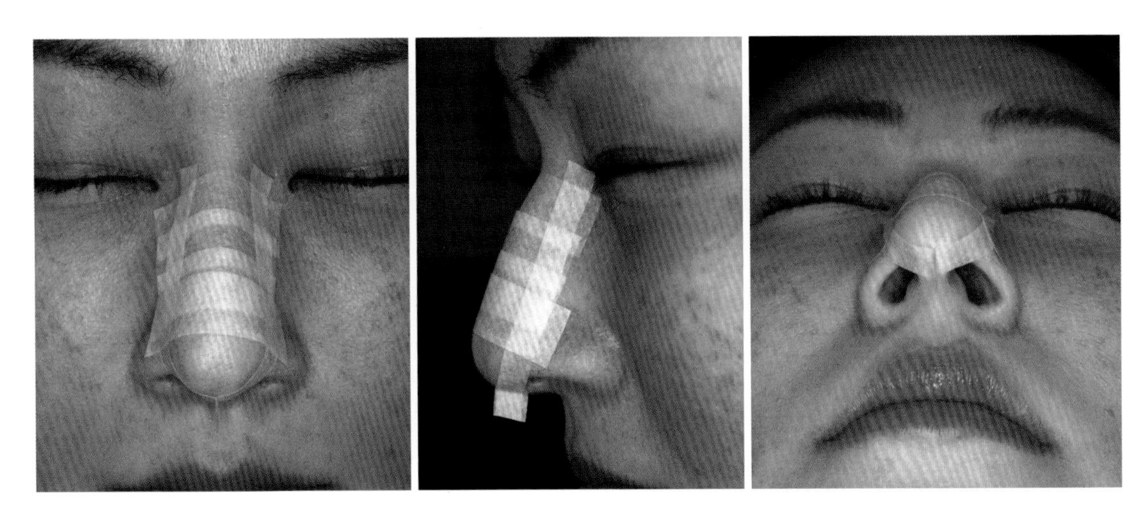

图 1–4–1　胶带固定

图示为胶带固定方法。固定后鼻尖部保持暴露状态。胶带固定对于鼻部塑形起到一定的辅助固定作用，但不能起到决定性作用，并且可以发挥一定的加压和减轻肿胀的作用

夹板固位

应用 1.5 mm 厚的鼻固定夹板来固定（图 1–4–2），根据鼻部形态和大小来确定夹板的形状。也可以应用高分子可塑性材料制作夹板。夹板覆盖鼻部即可，夹板面积过大会影响面部肌肉的运动，且容易造成夹板移位。

鼻尖固位时，从侧方轻轻挤压，使其呈轻度的过矫正状态。以胶带固定夹板，注意压力适度，防止在鼻背部形成压疮。

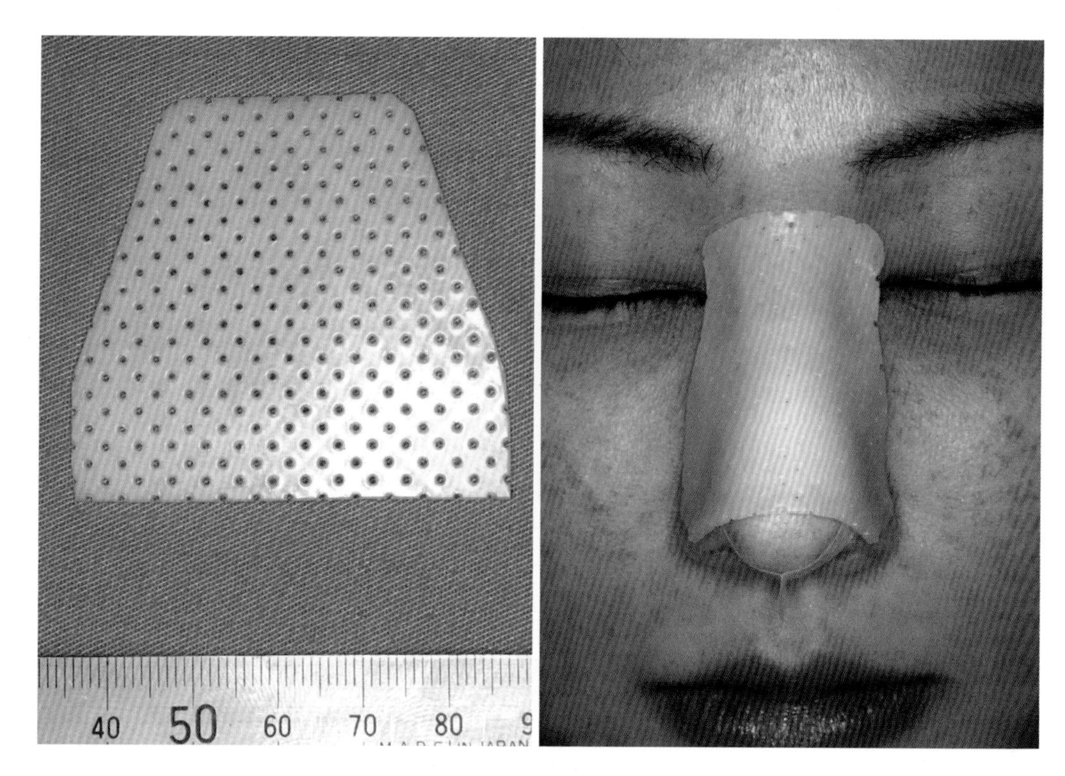

图 1-4-2　鼻固定夹板

图示为 1.5 mm 厚的鼻固定夹板，注意不要过度挤压鼻背和鼻尖部。可以从侧方稍微用力加压，一般较为安全

鼻腔填塞

需要进行鼻腔填塞的情况较少。在进行鼻尖成形时，需要以棉球进行鼻孔缘填塞。在进行鼻中隔操作和截骨时，需要以膨胀性材料进行填塞。这两种情况的填塞时间至少需要 24 h。除此之外，在伤口出血时，可暂时性填塞棉球进行止血。

术后并发症

出血：除内眦动脉外，在鼻部没有容易发生大出血的动脉。虽然骨断端和鼻黏膜的出血通常不活跃，但可能缓慢地持续渗出。术中需要确切压迫止血。

血肿：鼻部不易发生明显的血肿，一旦发生血肿需要及时清除。

感染：术后发生鼻部发红、肿胀、疼痛持续 3 日以上时，怀疑发生感染，需行抗生素治疗。应用抗生素治疗 1 周左右，多数可缓解。术中植入假体等异物，抗生素治疗 1 周后未见好转时，需暂时去除植入物，1 个月后可再次植入。

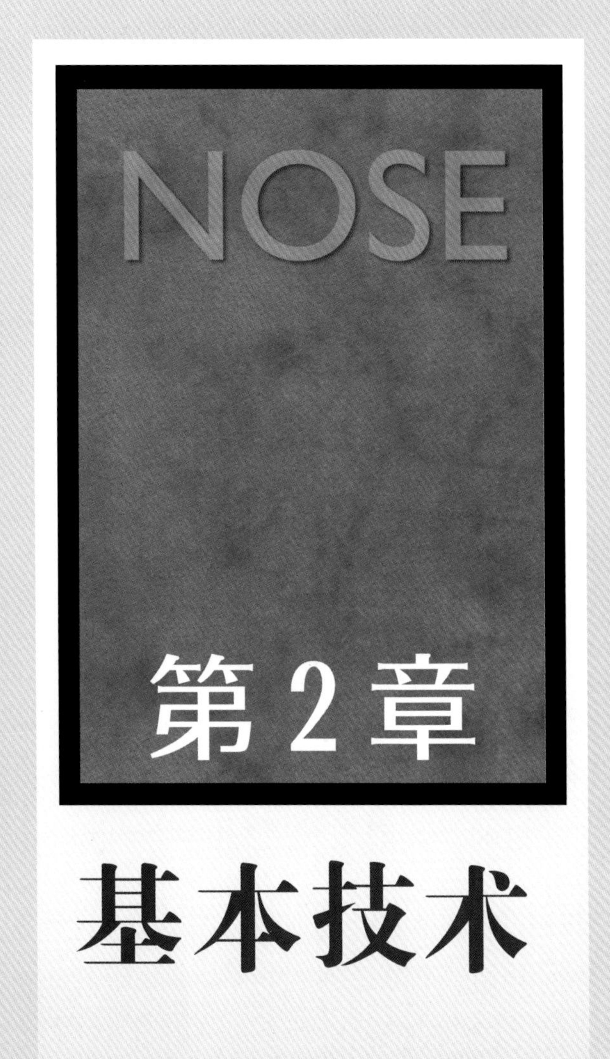

基本技术

Basic Techniques

1 手术入路

本章介绍 5 种鼻部手术所采用的入路方法，一般在临床上常组合使用。在鼻部手术时需要在狭窄的术野下进行正确的操作，因此需要熟练掌握各种手术入路。

鼻翼软骨下切口（Infracartilaginous Incision，IF Incision）

几乎所有的鼻部手术均采用这一手术入路。

1. 切口线设计

在鼻孔缘上方的鼻内皮肤处设计切口。这一切口不是在鼻孔缘，而是沿着鼻翼软骨下缘切开皮肤。沿鼻孔缘切口是下文所述的鼻孔缘切口（Rim Incision）。如果切口过短，在术中操作时有可能发生切口撕裂，反而会延长愈合时间，因此，设计切口时长度要足够。

(ˆ-ˆ) 鼻孔缘切口是初学者进行植入物操作时经常采用的手术入路。但是不必要的剥离较多，因此，有经验的医生一般采用鼻翼软骨下切口入路（图 2-1-1、图 2-1-2）。

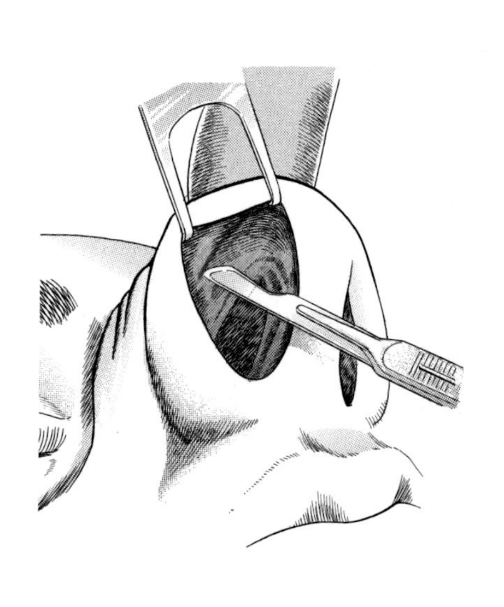

图 2-1-1　鼻翼软骨下切口

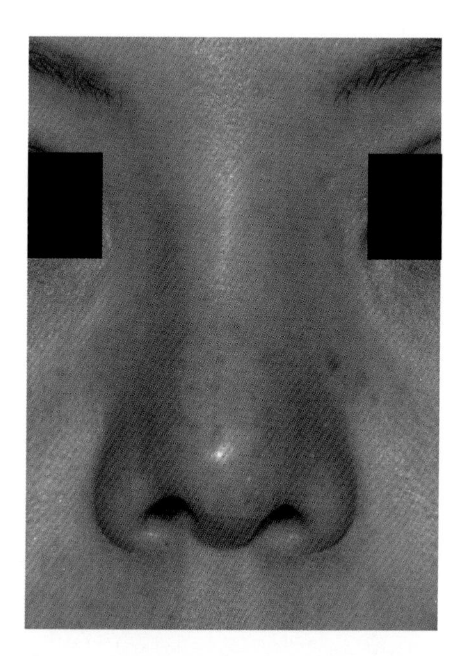

图 2-1-2　鼻翼软骨下切开后形成的瘢痕挛缩

从右侧鼻孔切开行假体植入隆鼻术后的案例，鼻孔缘有轻微的上提

2. 切开

局部注射含有肾上腺素的利多卡因溶液后，以手术刀切开。使用 15 号或 11 号手术刀均可，医生可选择习惯使用的型号。切开时手术刀片一定要与皮肤成直角。如果斜着切入，术后可能发生切口线挛缩、鼻孔缘上提等最常发生在鼻孔缘中段的软组织三角区的不良外观。首先使用双钩翻转鼻孔缘，之后向前切开。从软组织三角区到内侧脚几乎没有皮下组织，皮肤可以直接与软骨相接，因此，手术刀向深层切入时注意不要切到软骨。

可以根据具体术式选择单侧或者双侧切开。

(*_*) 内侧脚切开后局部组织抗力性较弱，这一点在行鼻尖分离操作时要加以注意。

3. 皮下剥离

从切口处插入剪刀，进行缓慢剥离。从软组织三角区向内侧脚区分离。由于切口线下端更靠近鼻孔缘，因此，先将剪刀稍微向尾侧卷绕分离，越过软骨的下端后，向头侧剥离。该区域附近的皮下组织较薄，要小心分离，避免撕裂皮肤。

鼻尖部的剥离分两种：在不行鼻尖成形时，进行皮下组织深面、鼻软骨层深面剥离。在行鼻尖成形时，在皮下脂肪和皮下组织间进行剥离。剥离层次的深浅需要依靠剪刀分离时的感觉来掌握。阻力较小，很容易向前深入的层次为鼻翼软骨浅面。由于皮下组织和皮下脂肪层比较紧密，因此，剥离层次较浅时，剪刀的尖端有稍强的阻挡感。

同时需要注意，如果分离过薄，有可能造成皮肤附属器的感染以及皮肤坏死，特别是皮脂腺发达的男性更容易发生。另外，在皮下组织量方面，个体差异较大，也有几乎没有皮下组织的情况。

皮下剥离时，要尽量形成笔直且左右对称的间隙。右利手操作者一般习惯从右侧鼻孔进入，分离后的鼻背腔隙容易发生倾斜。

采用两侧切口入路时，在两侧进行同样的剥离，要保持左右对称。与从左右侧分别开始剥离相比，从一侧剥离后向对侧延伸的方法更容易保持剥离层次一致。特别是在鼻小柱附近，可以从内侧脚插入剪刀，在软骨浅面皮下层进行分离，并直接穿过对侧内侧脚的皮肤切口。这种操作方法简便、快速。如果分离过程中发生出血，可暂时中止剥离，压迫止血约 1min。对深部的出血进行盲目止血，可能导致皮肤的部分坏死。

(˚o˚) 再次手术时需要小心谨慎，有时仅仅是皮肤切开就会引起皮肤坏死，而且临床确实发生过。

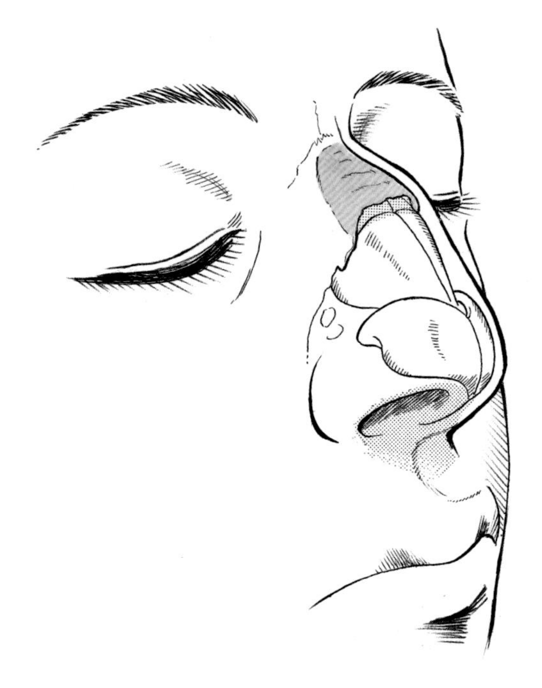

图 2-1-3　骨膜下剥离

分离形成骨膜下间隙

4. 骨膜下剥离

鼻外侧软骨与鼻骨相互重叠，在皮下层向上方分离后达鼻骨下端。鼻骨下端多呈锯齿状。以骨膜剥离子在骨膜下层进行剥离（图 2-1-3）。剥离子在骨膜下剥离时，除了额鼻缝处外，其他部位可以很容易进行剥离。骨膜下无须进行广泛的剥离，特别是在植入移植物时，因为在骨组织上植入较易滑动的植入物后，如果进行过于广泛的剥离，植入物容易左右移动。

5. 切口闭合

采用尼龙线或可吸收线进行缝合。无须缝合过密，但需要认真地对齐切口后缝合。如果缝合后存在高低不平，术后将能触到。

鼻软骨间切口（Intercartilaginous Incision，IC incision）

这种方法主要是从鼻背中央向鼻根部分离，应用于 I 形植入物的植入以及驼峰鼻的截骨或磨骨。

1. 切口设计

用双钩翻转鼻孔缘，确认鼻翼软骨和鼻外侧软骨的交界区。鼻翼软骨与鼻外侧软骨常有一些重叠，用拉钩拉开时，鼻外侧软骨的下端常突出于鼻腔内。该切口沿着鼻翼软骨的上缘（头侧缘）向下，并与鼻中隔前缘相交（图 2-1-4）。亚洲人的鼻孔较小，拉开较为困难，较难确认准确位置。

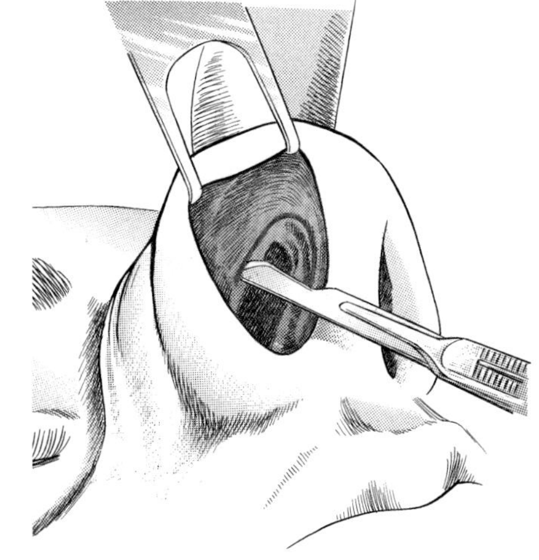

图 2-1-4　鼻翼软骨间切口

(ˆ-ˆ) 很少有人能够完全理解上述解剖特点。

2. 切开

局部注射含有肾上腺素的利多卡因溶液后，用双钩翻转鼻孔缘的同时用手术刀切开。使用 15 号或 11 号手术刀均可，医生可选择习惯使用的型号。由于切开部位较深，注意手术刀前部不要划伤鼻翼。该部位为黏膜，稍微切开即到黏膜下层。

3. 黏膜下剥离

从切口处插入剪刀，进行缓慢剥离。此切口可触及鼻外侧软骨。以剪刀进行剥离即可触碰鼻骨的下端。植入较长的 I 形植入物时，可以从此切口向鼻尖方向进行剥离，使用较大弯曲度的剪刀更容易操作。

4. 骨膜下剥离

如果触及鼻骨下端，可按上文所述方法，使用骨膜剥离子进行骨膜下剥离。

5. 切口闭合

采用可吸收线进行缝合。无须缝合过密，但需要认真地对齐切口后缝合。

鼻小柱切口（Transcolumella Incision）

在两侧鼻孔缘处的内侧脚切口延伸至鼻小柱区，应用此切口的手术被称为开放式手术。应用该切口的优点是可以确保有一个非常好的视野，保证能够正确处理鼻翼软骨，植入较大的移植材料，并能够较容易地对其进行固定。

该切口的缺点是可能在鼻小柱部位留下瘢痕，且在手术中很难确认鼻部形态。在进行软骨成形、脂肪切除等鼻尖部的操作时，必须在恢复皮肤覆盖的状态下确定鼻部形态，最好的方法是每完成一个操作就进行一次缝合。

(*_*) 在临床实际操作中，瘢痕增生并不严重，完全可以接受。之后患者可能面对的是类似创伤后的心理问题。

(˙o˙) 如果鼻小柱切口不进行缝合，可能无法准确判断鼻尖处理后的形态。但是如果每次都进行缝合，操作起来较为烦琐。

(ˆ-ˆ) 医生通常最初采用的是开放式手术，随着操作的熟练，之后即使不采用开放式手术也能够较好地完成手术。在保证操作准确性的前提下，最好没有可见的切口。

1. 切口线设计

皮肤切开要控制在鼻小柱的正中部位。与鼻小柱正中部位相比，基底部往往较宽，在正中部位切开可以使切口最短。此部位切开基本上没有血液循环问题。

切口线的设计方法有很多种，如果在术中进行过多的牵拉等操作，可能使切口不规整。临床常采用小 V 形或阶梯形切口（图 2–1–5、图 2–1–6）。

(˙o˙) 鼻小柱基底部的创伤往往更为明显。

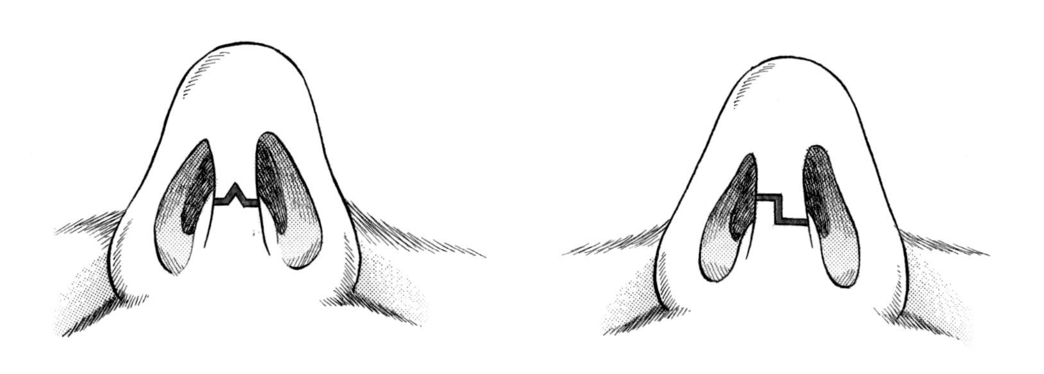

a. 小 V 形切口　　b. 阶梯形切口

图 2–1–5　鼻小柱切口 1

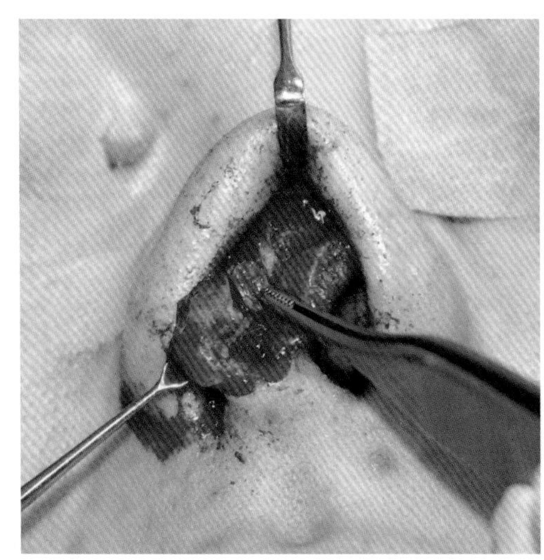
能够良好地显露术野

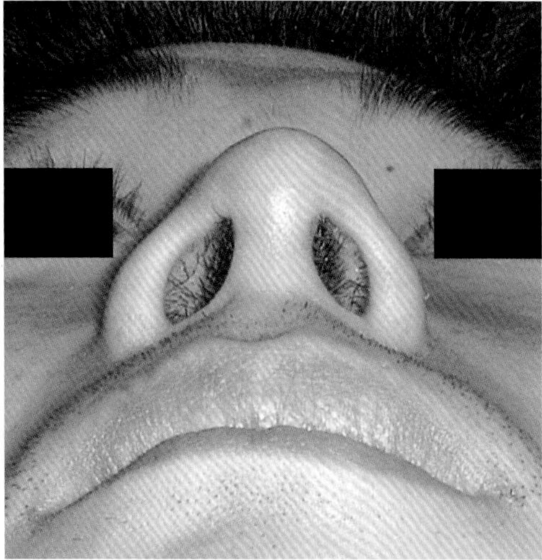
术后 4 个月的状态，瘢痕不明显

图 2-1-6　鼻小柱切口 2

2. 切开

切开鼻小柱区皮肤，两侧均采用鼻翼软骨下切口，在剥离鼻尖部后，从内侧脚插入剪刀，剥离软骨浅面的皮下层，贯穿至对侧的内侧脚部位，剪刀尖端透皮穿出。鼻小柱的切口区部位呈隧道状后，切开鼻小柱切口线处皮下层。术中注意精细操作，尽量避免过度挤压。

3. 切口闭合

仔细对齐切口，用尼龙线进行缝合。无须缝合过密。可以行皮下和皮肤分层缝合，尽早拆线。

鼻骨截骨用皮肤小切口

常用于鼻骨截骨时的辅助小切口。

1. 切口线设计

在鼻根和两侧鼻颊交界处设计 3 个长约 2 mm 的切口线（图 2–1–7）。两侧鼻颊切口线应位于截骨线中点略靠近头侧。头侧皮肤的移动性略差，在此处需要截除的骨质较厚。此外，应用此切口可以保证骨凿均匀地进行截骨。

2. 切开

用 11 号手术刀切开皮肤。注意避开内眦动脉。皮肤切开后，以眼科剪缓慢地进行剥离，直到骨膜。

行鼻腔黏膜剥离者，截骨时出血较少。

(ˆ-ˆ) 应用此切口术后几乎看不出痕迹。皮肤越厚，效果越好。

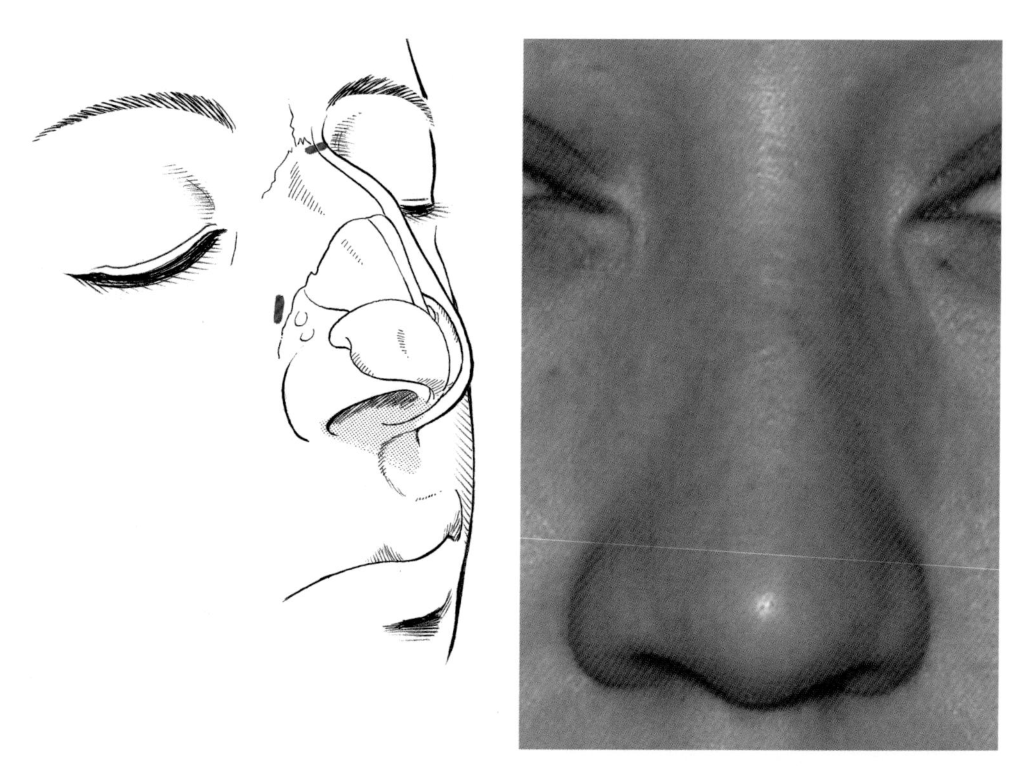

术后 2 个月的状态，基本上看不见瘢痕

图 2–1–7　鼻骨截骨用皮肤小切口

梨状孔缘切口（Piriform marginal incision）

常用于鼻骨截骨过程中的骨皮质截骨。

1. 切开

应用鼻镜显露，切除 5 mm 梨状孔缘处的黏膜（图 2–1–8）。切开后用剪刀仔细分离，直达骨膜。注意保护内眦动脉。

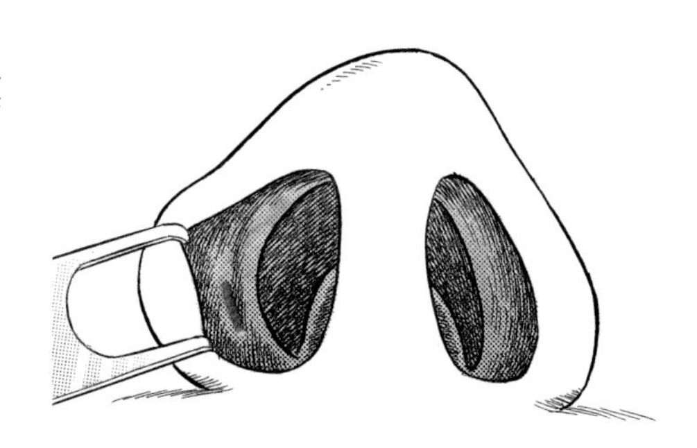

图 2–1–8　梨状孔缘切口

2. 骨膜下剥离

到达骨面后，用较细的剥离子在截骨线周围行骨膜下剥离，剥离范围约 5 mm。剥离时以左手指抵住内眦处眶缘，防止剥离子过度剥离致眼球或内眦韧带等结构受损。鼻骨、上颌骨前表面常有较小的突起，在进行骨膜下剥离时注意不要将皮肤软组织从骨面上完全剥离。如果完全剥离，截骨后骨固定的调整较为困难，且不能按照预期进行矫正。

鼻孔边缘切口（Rim Incision，Marginal Incision）

该方法应用较少，仅在行鼻孔缘延长时应用。

1. 切口线设计与切开

与鼻翼软骨下切口的方法基本相同，沿鼻孔边缘切开鼻毛生长处（图 2–1–9）。此部位为无软骨的部分，切开后需仔细地进行皮下剥离。

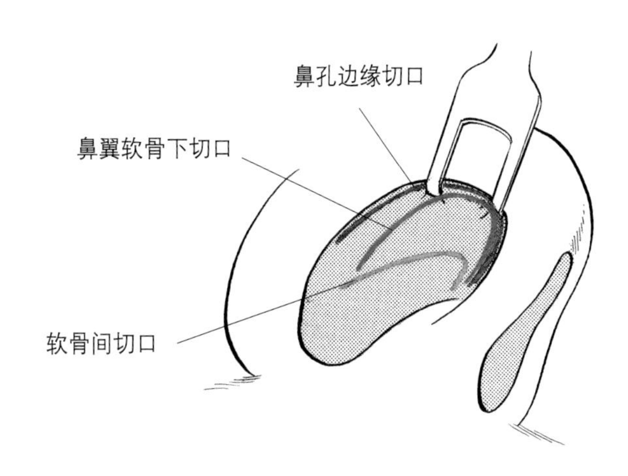

图 2–1–9　鼻孔边缘切口

2 隆鼻术：硅胶移植物（Ⅰ型）

适应证

鼻背和鼻根低平、鼻背宽、轻度驼峰、内眦间距宽者。

方法

1. 切开

仅应用Ⅰ形移植物时，可采用鼻翼软骨下切口或鼻翼软骨间切口。鼻翼软骨下切口较容易操作。但是如果移植物较短，例如尾侧仅到达鼻尖上点时，不需要剥离过多，移植物有向尾侧移动的风险（图 2–2–1），因此，在这种情况下，最好采用鼻软骨间切口。如果术者用右手操作，最好从右鼻孔开始。同时进行鼻尖成形术时，可以通过两侧鼻翼软骨下切口进行操作。

2. 皮下剥离

应用略钝的剪刀在鼻外侧软骨上方进行剥离，直到触及鼻骨下端。

3. 骨膜下剥离

确定正中位置后，从鼻骨下端伸入骨膜剥离子，行骨膜下剥离。鼻骨下端不规则的情况较多，需认真辨别并正确确定剥离层次。剥离宽度不要过多地超过移植物植入所需要的宽度。

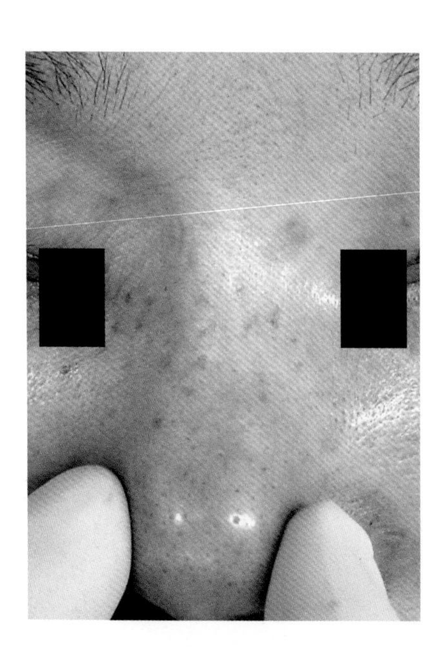

图 2–2–1　向皮下填充假体的案例

皮下填充假体后会变成图示这种状态，虽然患者本人能接受，但外观看起来并不美观

如果剥离过多，移植物有可能左右移位。同时，与移植物的长度相比，剥离腔隙在上下方向较短时，更容易造成移植物偏转移位。

为了减轻术后肿胀，有专家主张对鼻骨部位的皮下层进行剥离。但是，由于术后移植物可能在皮下移动，呈现一种很不自然的形态，因此不建议应用这一方法。

4. 移植物塑形

移植物的选择和塑形（图 2-2-2）非常重要。

一般较好的鼻部尺寸是鼻背宽度（鼻肌、鼻梁）为 5～9 mm，长度（鼻长）为 40～50 mm。对于轮廓清晰的、较高的鼻部，鼻梁略宽些更为自然；而对于较低的鼻部，鼻梁最好细一些。但是个体差异较大或者个人意愿不同，因此要综合考虑患者的术前状态和意愿，用手术刀和剪刀进行移植物塑形。

塑形要点：

（1）如果移植物的棱角突出，会表现得非常明显，因此，周边部分要尽可能平滑。

（2）存在驼峰的患者，尽量调整该部分，使其与移植物的底面恰好吻合。

（3）移植物的厚度尽量不要超过 5 mm。在必要情况下，按照组织扩张器的原理分两次换成较大型号。

（4）要注意移植物与鼻根部的贴合（图 2-2-3）。用移植物抬起鼻根时，如果贴合不好，移植物会呈桥梁状拱起，远期容易发生错位。要精细加工移植物以完美贴合鼻根的弧度。如果出现轻微的桥状拱起，可以通过在移植物内表面做部分划痕的方法使其达到贴合状态。

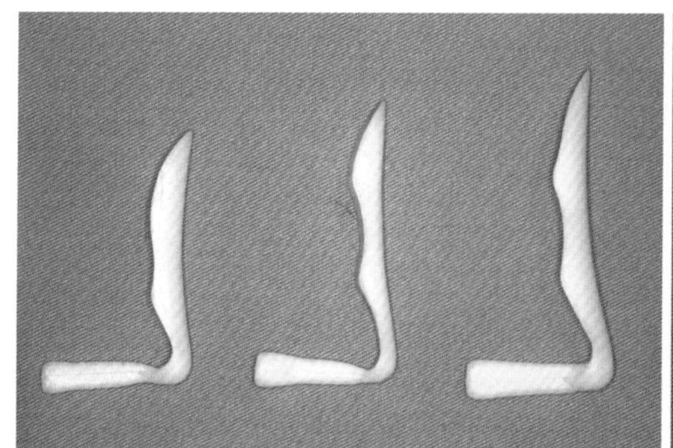

长度不同的移植物

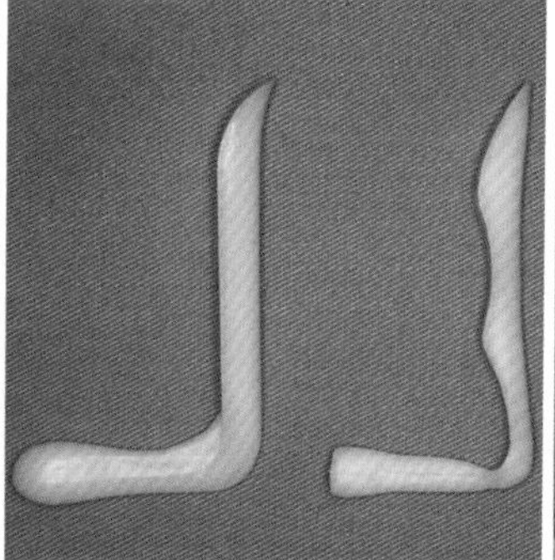

鼻根角度不同的移植物

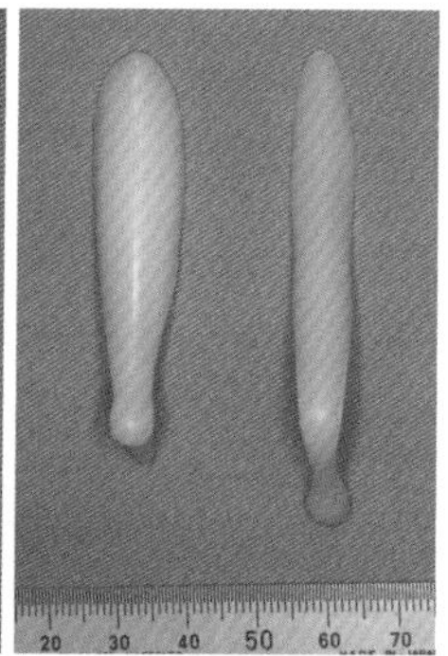

宽度不同的移植物

图 2-2-2　移植物的类型

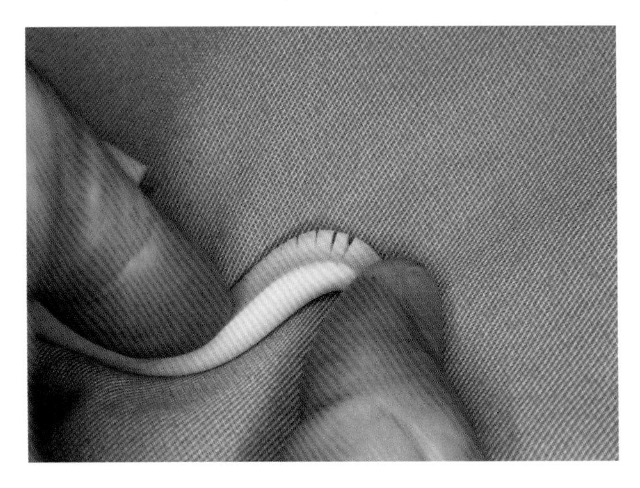

图 2-2-3　鼻根部的塑形方法

从侧面向底部做划痕，这样可以增加移植物塑形的灵活性，便于其正确地与鼻根部贴合

(ˆ-ˆ) 较薄的移植物整体植入时，稍呈桥状的情况较多，一旦发生，仍有修改的方法。

（5）I 形移植物的末端一般在鼻尖上点附近，需要注意与鼻尖处的自然过渡。该部位的移植物最好修整得略薄。

(*_*) 术前需向患者解释说明，如果做得较高，会出现“鹦鹉嘴”样外观，但许多患者并不在意这一点。

无论采用哪种方法都不要使移植物的棱角过于明显。虽然外观表现与皮肤厚度有关，但是如果移植物棱角过于突出，即使术后没有即刻表现出来，数年后由于皮肤变薄，也能够看出移植物的形状。同时，不建议单纯应用硅胶假体来上抬鼻尖。

为了防止移植物移位，可将边缘做成锯齿状或者部分开孔，但去除时较为困难。

5. 植入移植物

将牵开器插入皮下腔隙，在轻轻抬起的同时插入移植物。确认植入过程中是否有阻碍，感觉移植物是否与骨和皮肤相贴合，确定移植物的边界是否平滑。特别是伴有驼峰的案例以及使用硬硅胶移植物时，移植物的边缘需要认真调整以获得完美的植入。

移植物植入后有可能发生向左右方向的错位，为保证移植物位置正确，同时保证移植物内面与鼻骨贴合良好，可以采用注射器针头进行引导（图 2-2-4），将移植物的上端和下端系的尼龙线从皮肤上穿出，牵拉移植物就位，贴上胶带，以辅助移植物的固定。牵引线在术后第 5 天取下胶带后拆除。

(•o•) 粘胶带不能防止移植物错位，最关键的是尽可能使移植物与深面结构贴合良好。

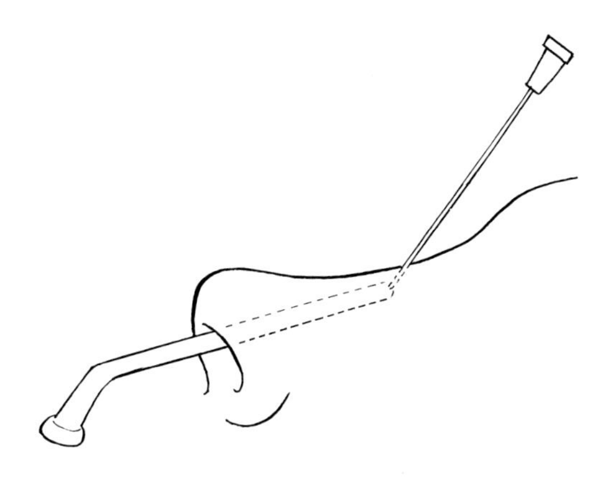

① 从鼻腔侧插入吸管等细管作为引导装置，从鼻背侧插入注射器针头

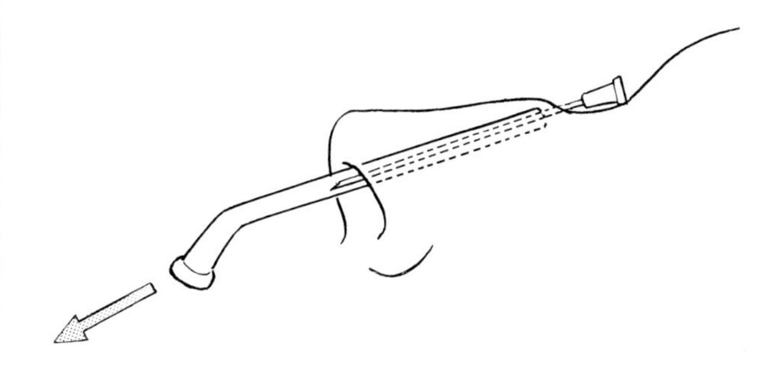

② 将注射器针头插入引导用吸管中

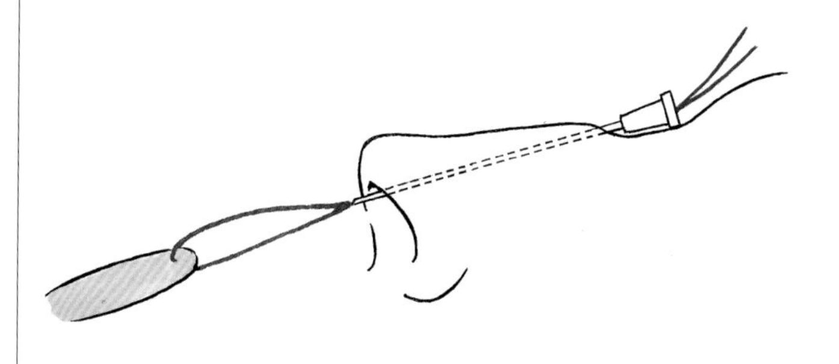

③ 拔出吸管，注射器针头随之由鼻腔穿出，将移植物尖端缝线导入注射器针头的针管中，并由上端穿出

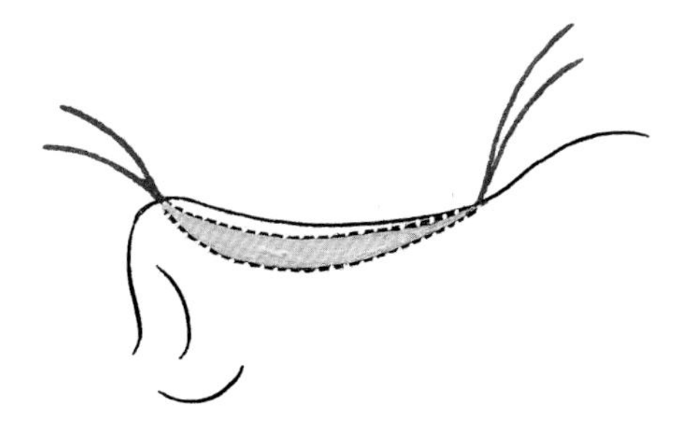

④ 去除注射器针头，牵拉牵引线辅助移植物就位。此操作方法可保证移植物就位过程中不受软组织阻挡

图 2-2-4　牵线引导辅助就位和固定方法

6. 止血及关闭、缝合

采用压迫止血，通常可以达到良好的止血效果。最后以尼龙线间断缝合。无须放置引流管。

7. 胶带固定

胶带固定有助于减轻肿胀。如果切口处有出血迹象，可进行鼻腔填塞。

术后处置

术后口服抗生素 2 天。无须进行特殊消毒和涂抹软膏，次日可以洗脸，指导患者不要用力触碰鼻部。术后 5 天取下胶布，术后 7 天拆线。

本术式的优点、缺点以及注意事项

该术式相对来说较为简单。即使对结果不满意，也可以通过去除或者替换移植物的方法进行处理，一般不会留下后遗症。唯一需要注意的是，不管皮肤的厚度如何，绝不要在皮肤条件较差的状态下植入移植物。

术后管理以及恢复较差时的处理

本术式相对较为安全，可作为鼻部美容手术入门的术式。但是希望维持长期的效果需要注意的问题较多。

如果手术超过 10 年，硅胶移植物周边可能发生钙盐沉着。通常情况下不需要进行特殊处理，但是如果存在异物感或紧绷感，则需要去除移植物。

L 形移植物能够实现上抬鼻尖，应用起来较为简单。但是，应用硅胶移植物上抬鼻尖的远期风险较高。即使鼻尖处假体未暴露，也会发生皮肤变薄或者发红等不适症状。因此，不建议使用 L 形移植物。

案例展示见图 2-2-5~ 图 2-2-14。

(ˆ-ˆ) 一旦使用 L 形移植物，可能会觉得其很好用。采用简单的方法就可以将鼻尖上抬，呈现出非常漂亮的鼻部外形。

(*_*) L 形移植物在术后最初的 1 ~ 2 个月效果很好，但是之后鼻尖会向头侧移动，使鼻部变短，类似于猪鼻。

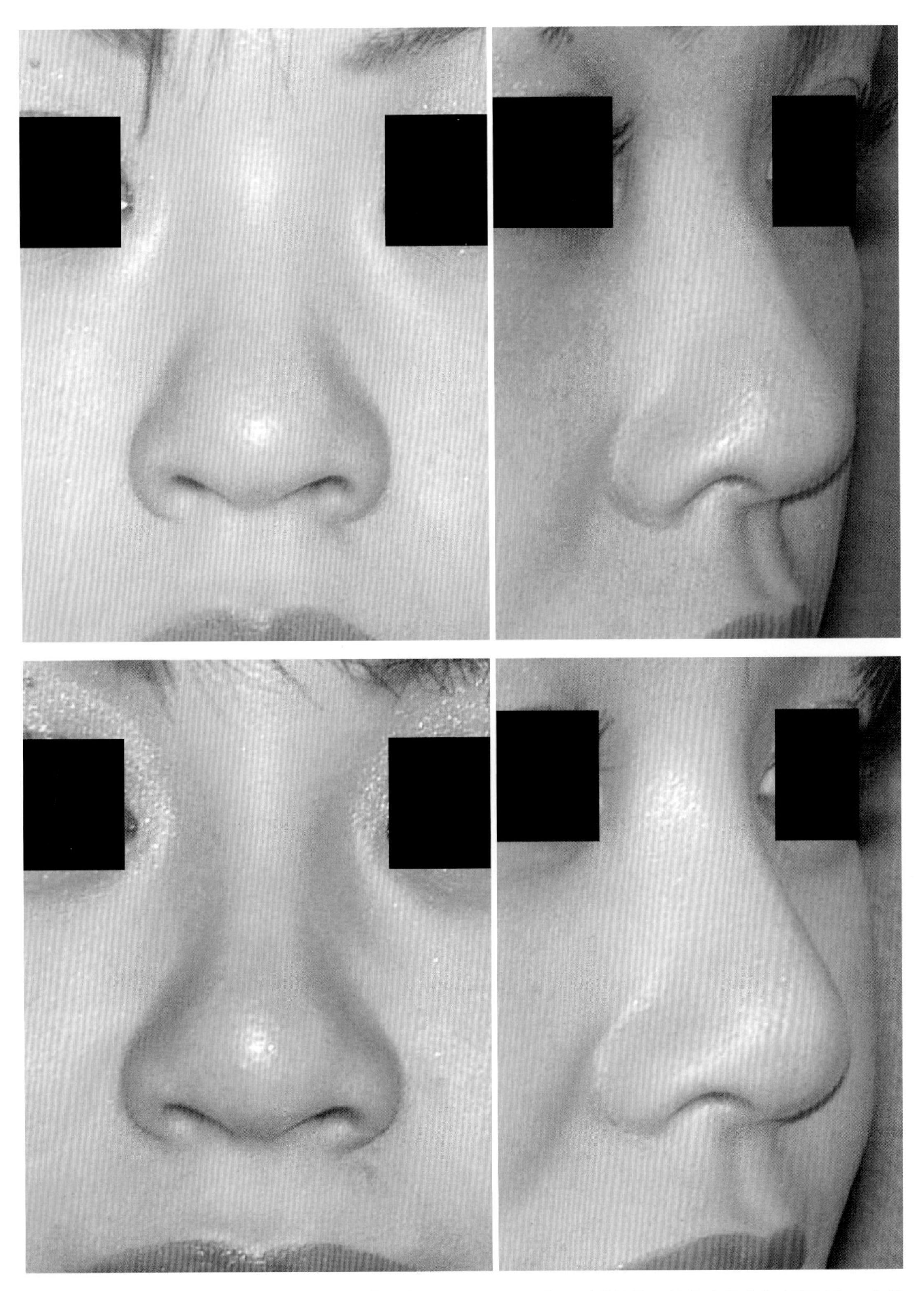

a
b

（a）术前。内眦间距略宽，有轻度驼峰。植入2 mm厚的Ⅰ型移植物，使其在鼻尖上点附近有一定的凸度

（b）术后。虽然移植物只有2 mm厚，但术后效果较好。内眦间距看起来变窄

图 2-2-5 案例 1

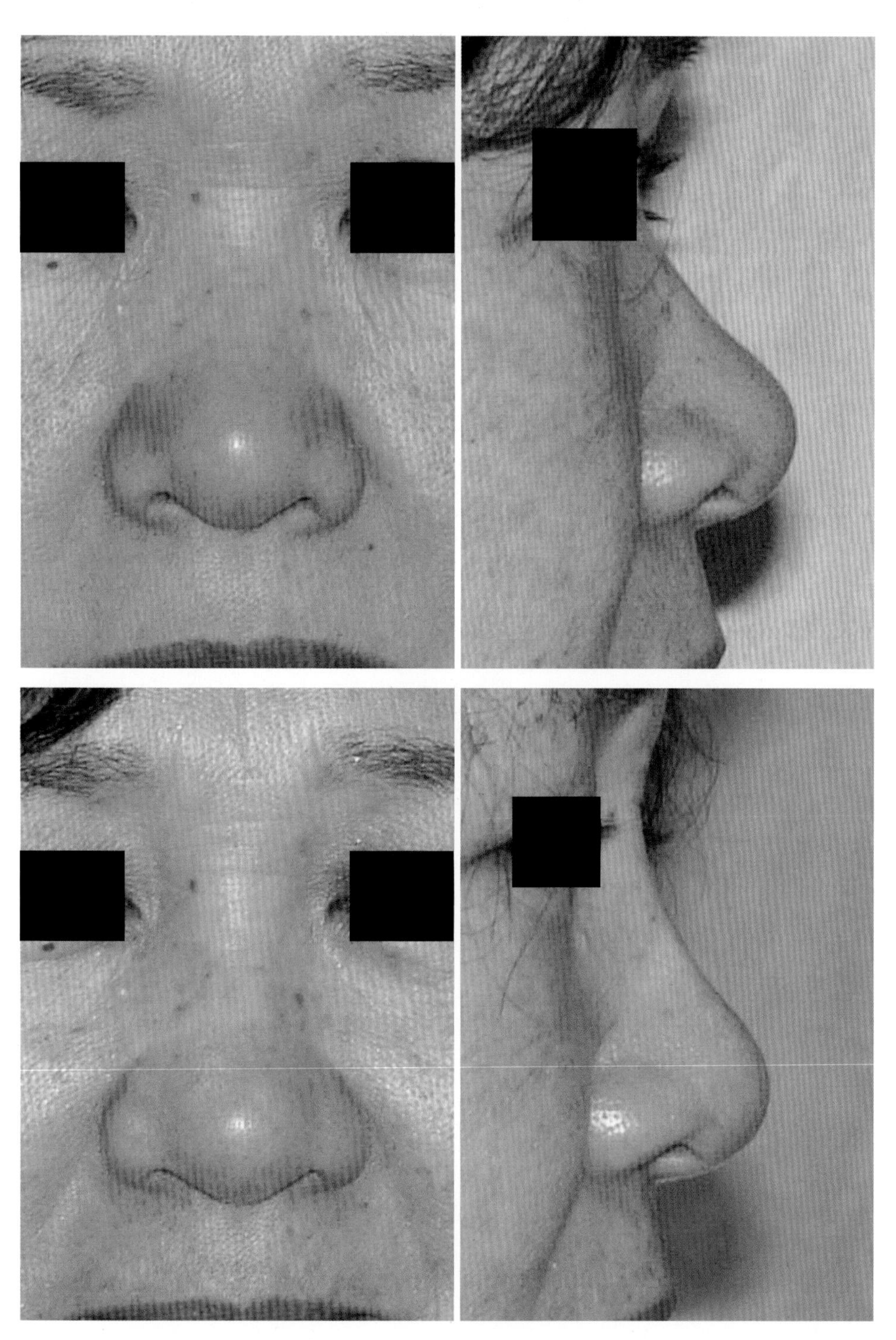

a
b

（a）术前。短鼻，鼻尖较大、较圆，皮肤较厚，植入略短的 I 型移植物，能够防止鼻尖逆时针旋转。植入4 mm厚的 I 型移植物

（b）术后。可见鼻尖上抬

图 2-2-6 案例 2

图 2-2-7 案例 3

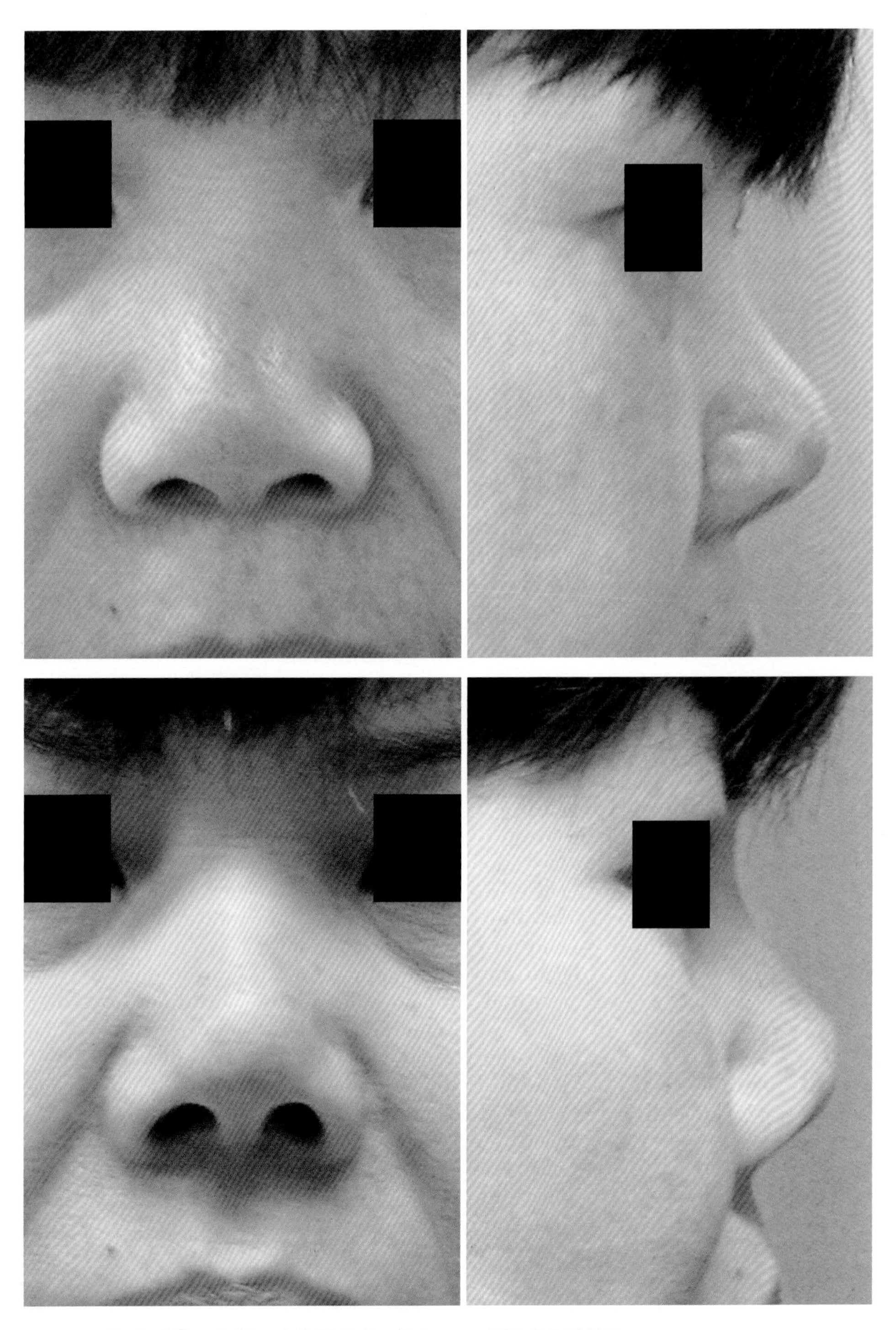

a （a）术前。短鼻，皮肤厚且硬。植入3 mm厚的Ⅰ型移植物
b （b）术后。由于鼻背皮肤上提使鼻尖被拉起，短鼻更为严重

图 2-2-7 案例 3

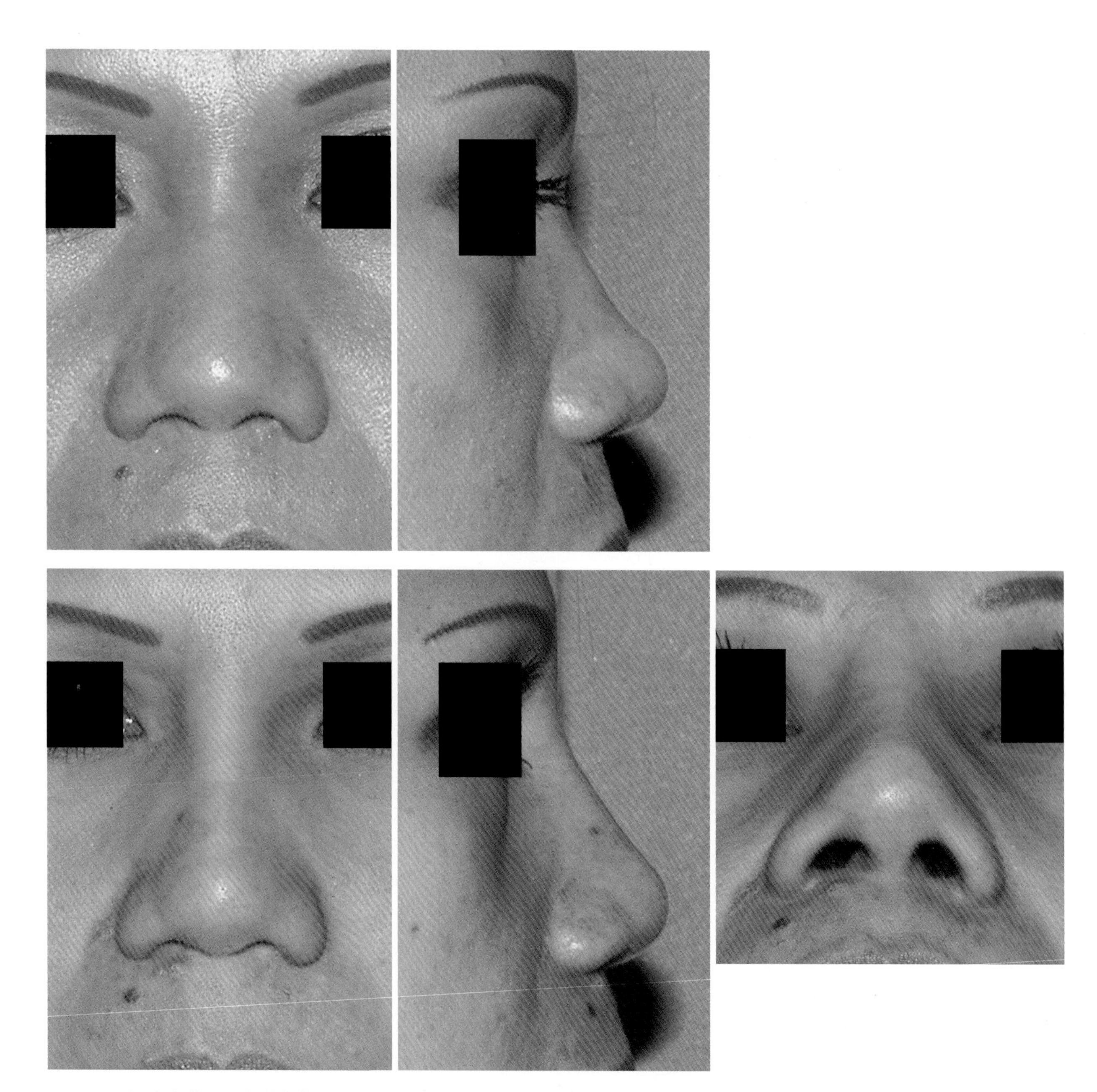

a
—
b

（a）术前。面颊到鼻背（从上颌骨额突到鼻背）的界限不清，鼻背较为平坦。前额低平，鼻根不明显。植入4 mm厚的移植物

（b）术后。虽然未发生鼻尖的旋转上升，但皮肤绷得过紧，外观并不理想。鼻根部与额部呈直线连接，角度消失。建议应该选择更低、更细的移植物

图 2-2-8　案例 4

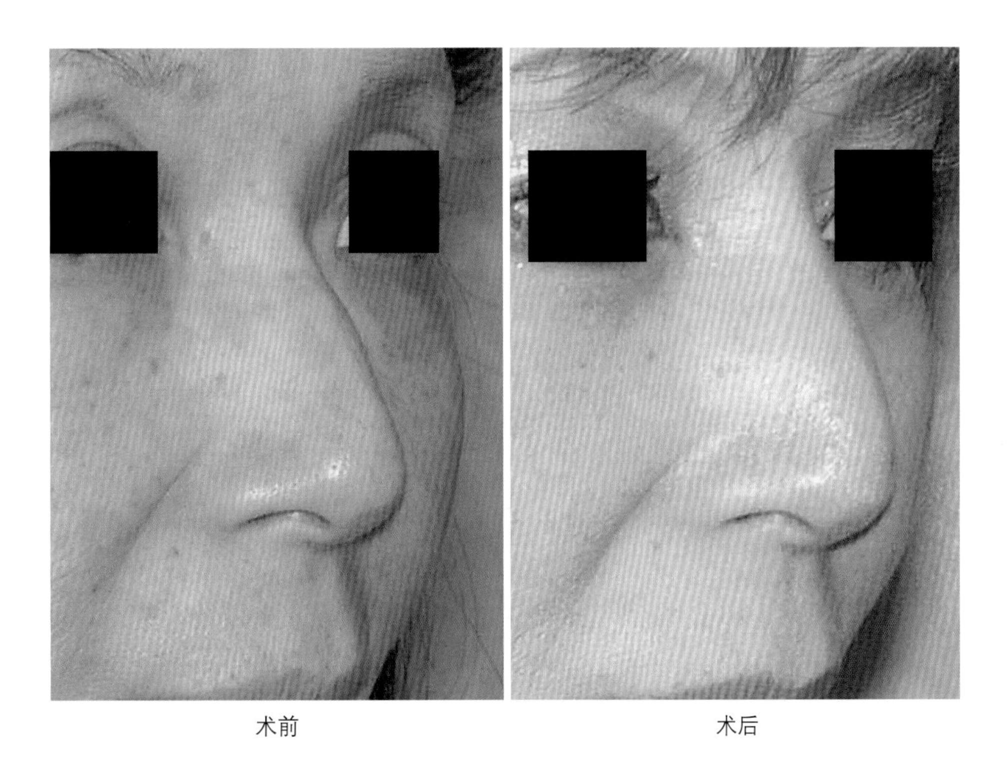

图 2-2-9 案例 5

鼻尖下垂的案例。如果使用Ⅰ型移植物，鼻尖下垂会更加严重，但有许多患者并不在意这一点。

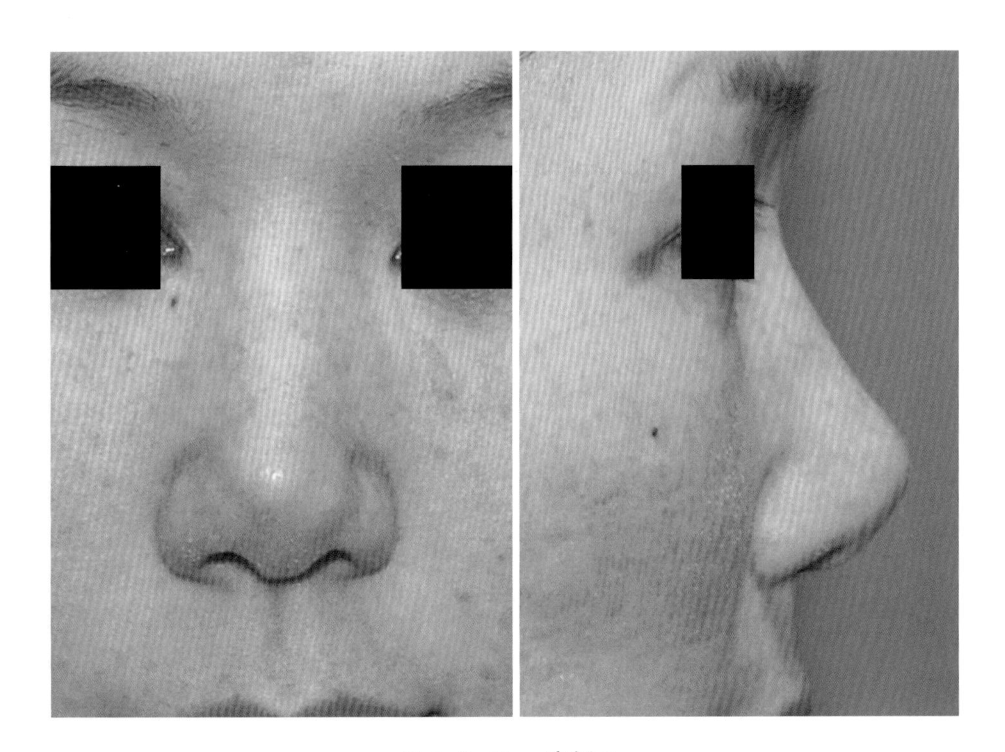

图 2-2-10 案例 6

L 形移植物向头侧移位的案例。10 年前植入 L 形移植物。术后鼻尖的位置向头侧移位，呈现不自然的鼻尖形态

未考虑鼻翼软骨形态的 L 形移植物植入案例。在下压鼻翼软骨的位置植入了 L 形移植物

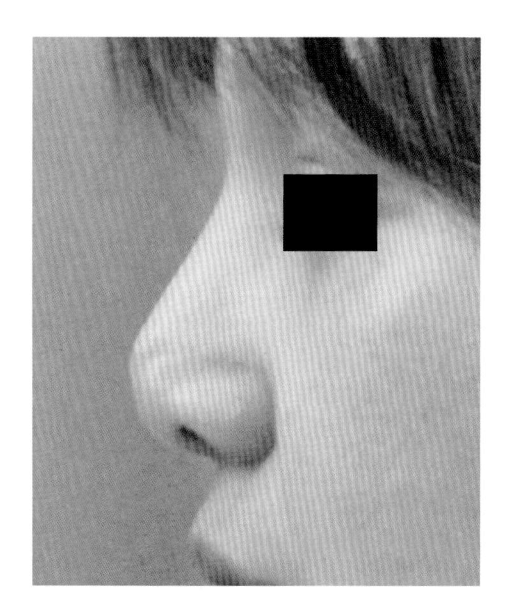

图 2-2-11　案例 7

I 型厚移植物导致鼻尖失去平衡的案例。数年前，患者接受 I 形移植物植入，术后鼻尖失去平衡

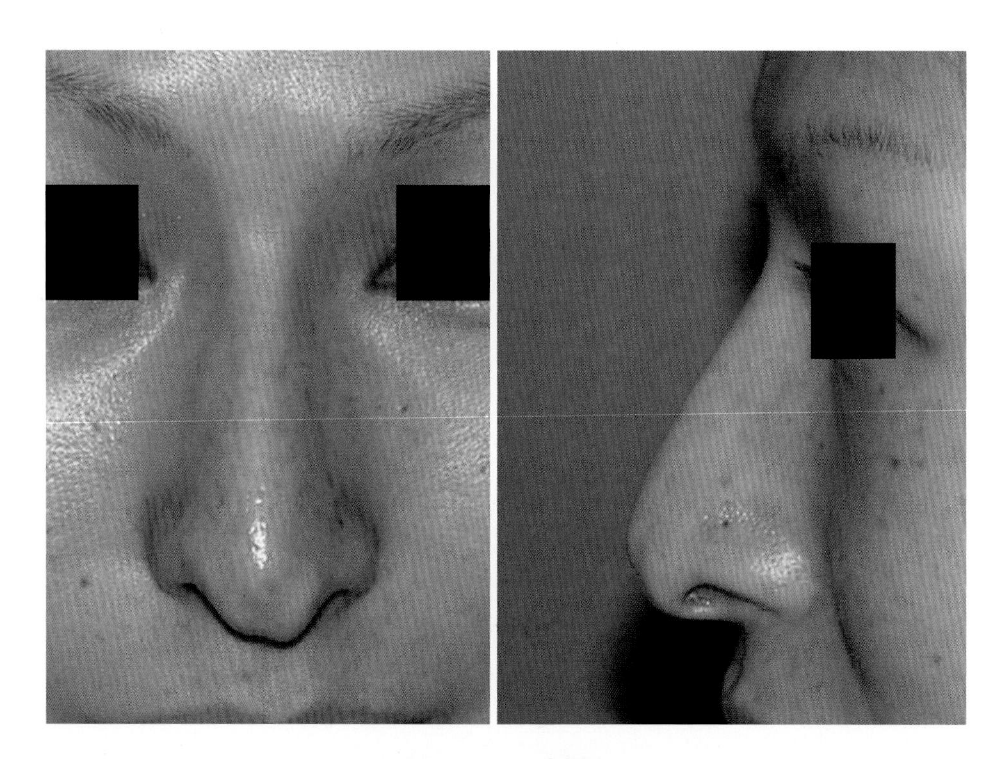

图 2-2-12　案例 8

未考虑鼻翼软骨形态的 L 形移植物植入案例。在下压鼻翼软骨的位置植入了 L 形移植物

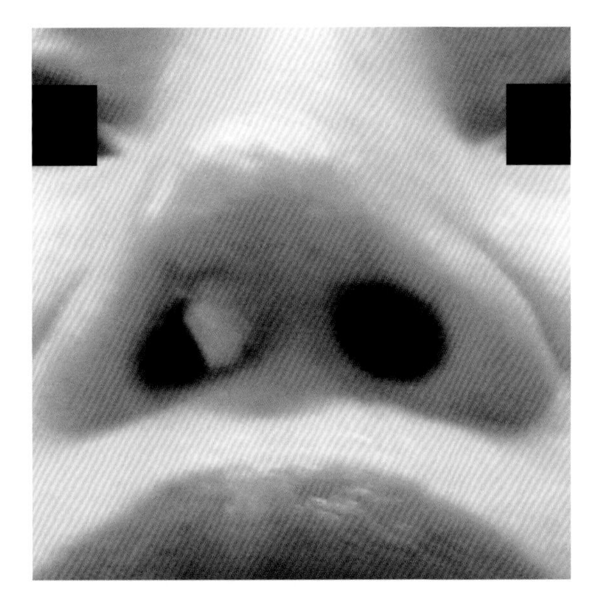

图 2-2-13　案例 9

移植物外露的案例。移植物外露于鼻孔内，这种案例近年来已逐渐减少，一旦出现，只能去除移植物

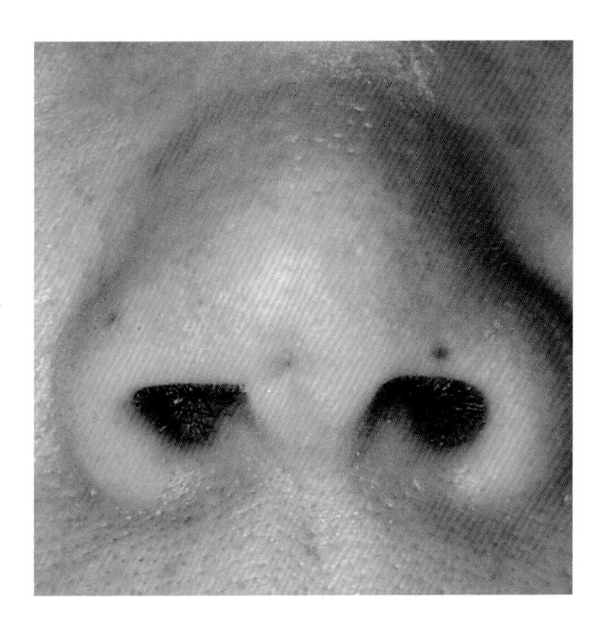

图 2-2-14　案例 10

移植物外露后遗留瘢痕。如果移植物在鼻尖处外露，可能形成瘢痕，需要针对遗留瘢痕进行治疗

3 隆鼻术：自体组织移植

适应证

对于鼻背和鼻根低平、鼻背轻度驼峰者，自体组织移植适用于应用硅胶移植物较为困难的患者，还适用于外伤后或者皮肤状态较差的患者，以及不愿意应用移植物的患者或求美者。

由于本书中的案例所应用的移植组织的量较少，因此隆鼻后鼻背看起来较细，或者有一种化妆时打高光的感觉。

方法

1. 移植物的选择

应用此方法隆鼻要选择较软的自体组织移植材料，如颞筋膜、阔筋膜、耳廓软骨以及鼻中隔软骨等。

(ˆ-ˆ) 皮肤较薄的人，移植物即使仅有很轻微的不平，术后也会很明显。

(*_*) 鼻中隔软骨也可能会发生整块切取失败的情况。如果切取过短或操作过程中意外切断软骨，将没有好的补救方法。从这一点上看，切取耳廓软骨更为可靠。

耳廓软骨较难获取较长的直线型移植材料，即使认真拼接调整，也不是一个完整的平面。但是耳廓软骨获取较为容易，适用于小范围的隆鼻，但是临床应用受限。从鼻中隔软骨能够获得平直且较长的材料，很适合于隆鼻，但也有可能发生切取的材料大小不足的情况。

不推荐使用筋膜组织。临床可以见到使用筋膜组织术后最初状态良好，但是术后 2 年逐渐发生挛缩的案例。原因不明，但临床表现为鼻孔缘由于挛缩而显著上抬（图 2–3–1）。

(•o•) 筋膜移植在眼睑下垂矫正术中也有后期发生挛缩的报道。

2. 鼻中隔软骨的切取

（黏膜下鼻中隔软骨切取：Submucous Resection of Cartilaginous Septum，SMR）

黏膜下注入含有 10 万倍稀释肾上腺素的利多卡因溶液。可以涂抹含 5000 倍稀释肾上腺素的外用麻醉药膏，保持 5 min。

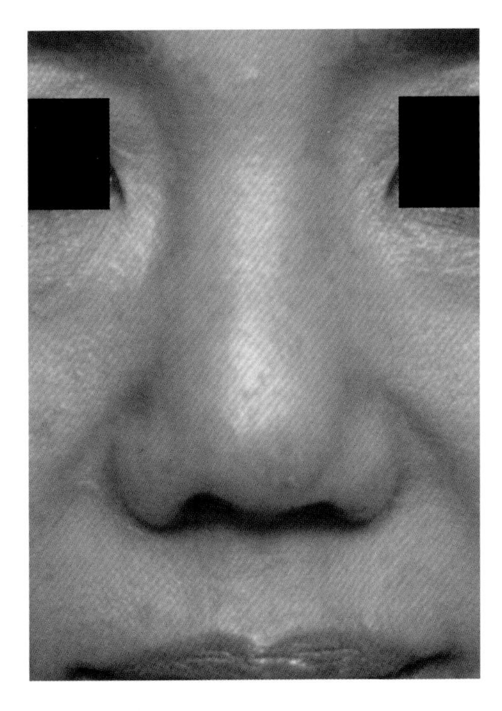

图 2-3-1 筋膜组织移植后，右鼻孔缘出现上抬的案例

（1）用手术刀切开黏膜

显露鼻中隔前缘，如果用右手操作，从右侧鼻孔开始操作更为容易。如果存在鼻中隔偏曲，则从突入鼻腔的一侧开始。用手术刀切开黏膜后，用剥离子在软骨膜下进行剥离。

由于剥离远端较宽，且存在黏膜纤维性连接，应用黏膜剥离子时要仔细探查软骨膜下层。准备开始时，要使用鼻镜，肉眼确认剥离子是否进入软骨膜下层。熟练掌握剥离的层次感需要一定的时间学习。由于软骨可能发生裂开、损伤等，所以不要使用过于锋利的剥离子。

（2）黏膜下剥离

通常情况下，前下方处黏膜较薄，较难剥离。由于该处容易发生损伤，因此，操作时一定要小心。鼻背及犁骨附近较容易剥离，最好从前、上、下 3 个方向逐渐进行剥离。此处完成剥离后，剩下的部分能够很容易地被剥离开。剥离过程中注意不要损伤先进行剥离的一侧。完成一侧剥离后，即使对侧破损也没有太大问题。一侧黏膜剥离后，与先进行剥离的一侧相比，对于支撑力下降的软骨剥离，难度会增大。

对于是否已剥离至筛骨垂直板和犁骨，需要用剥离子进行检查确认。

（3）切除软骨

为了保持剩余软骨的支撑性，鼻小柱区及鼻背部至少需要保留宽约 8 mm 的中隔软骨，按此标准切开软骨。从该间隙插入鼻镜，完成切取鼻中隔软骨的操作（图 2-3-2）。由于软骨切取后不能恢复，因此要一次完成。一般可获得长约 30 mm 的鼻中隔软骨。

（4）缝合关闭切口

间断缝合黏膜。如果形成血肿的可能性大，则进行填塞包扎，多数情况下无须包扎。

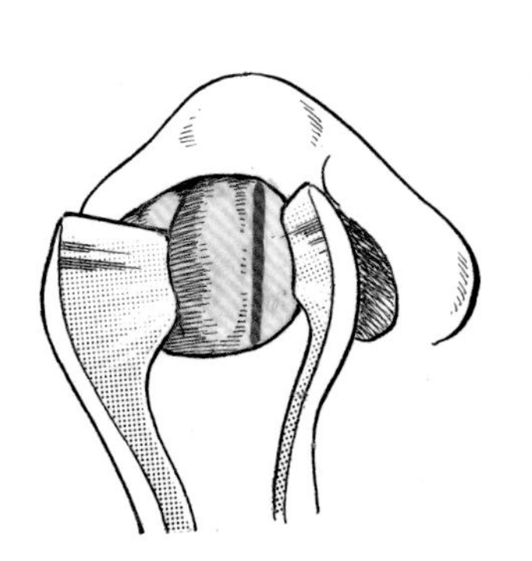

① 显露前缘

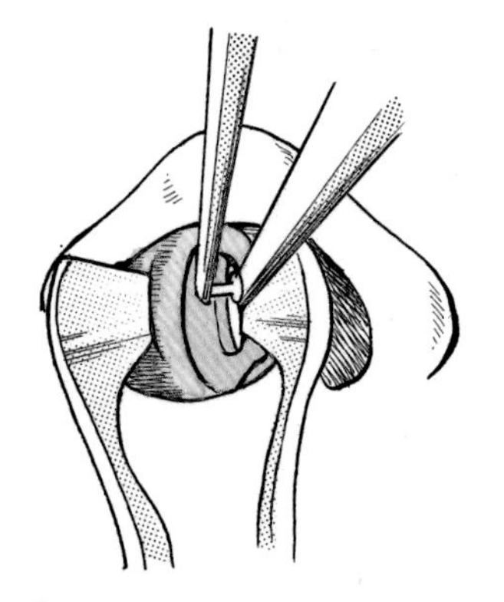

② 使用鼻中隔软骨刀切取软骨

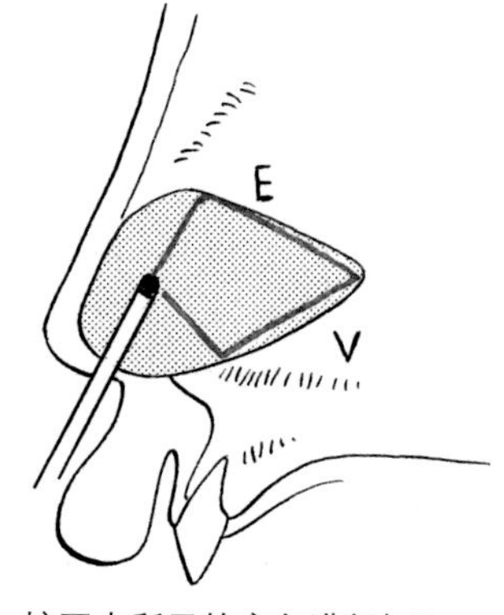

按图中所示的方向进行切取，
保留鼻背区和前中部软骨

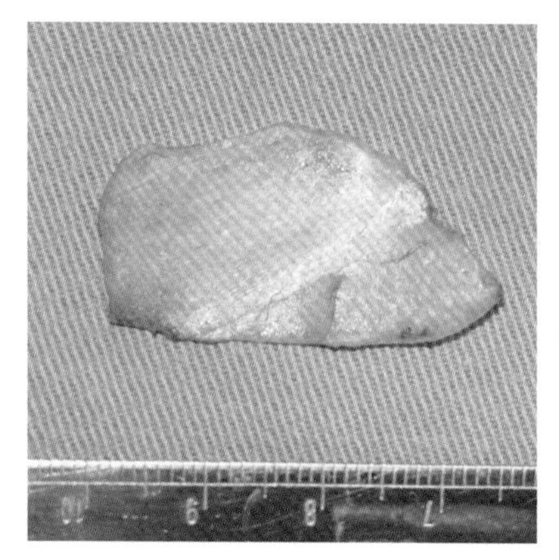

③ 切取的鼻中隔软骨

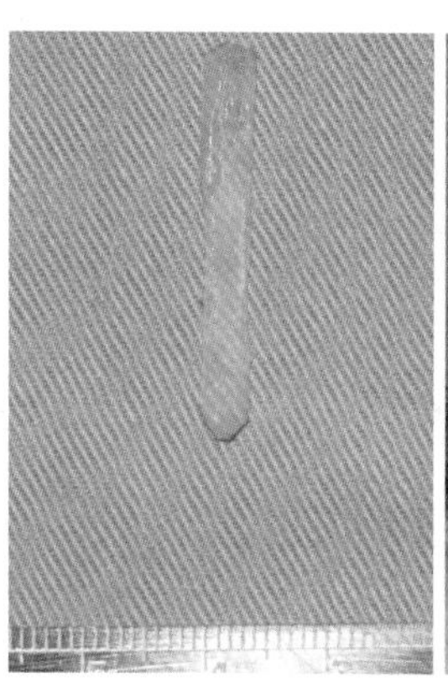

④ 调整塑形，模拟植入鼻背部皮下的位置

图 2-3-2　鼻中隔软骨的切取

3. 移植腔隙的形成

采用鼻翼软骨下切口，基本方法同硅胶假体植入。

4. 移植物的塑形

一般用手术刀进行操作。由于软骨较薄，对其边缘稍进行处理，术后较长一段时间后仍可能较为明显。因此，削棱角时要十分注意。自体移植物的缺点是术后取出较为困难。术后会有轻度肿胀，如发生移位，术后很难矫正。总之，要认真体会要领，细致操作，精细塑形。

5. 植入移植物

在塑形后的软骨两端系上 6-0 尼龙线。再次确认移植位置后，在皮肤上标记上缘和下缘。使用细的负压吸引管和 23G 注射器针头，采用前述的导引方法，将固定软骨的尼龙线穿过导针，从鼻背部皮肤穿出。轻轻牵拉尼龙线，使移植组织插入皮下腔隙内。尾侧也进行同样的操作（参照上节图 2-2-4）。

用手指触摸皮肤表面，确认软骨边缘是否光滑，过渡是否自然。如果边缘不规则，或过渡不自然，则需取出后进行修正。

用尼龙线缝合关闭切口。

6. 包扎

上下牵拉导引线，再次确认软骨的位置是否正确，以胶带固定牵引线。外部包扎以减轻肿胀。如果切口处有出血或渗血，可以进行鼻腔填塞。

术后处置

术后 5 天拆除胶带和固定软骨的牵引线，术后 7 天拆线。

本术式的优点、缺点以及注意事项

自体组织的移植有较多优点，特别适用于不接受假体者、移植假体后效果不佳者，以及皮肤条件不好者。其缺点是取材量有限、切取过程较为复杂，且术后效果如不满意，调整较为困难。

案例展示见图 2-3-3、图 2-3-4。

(^-^) 单独隆鼻一般不选择自体组织进行移植。植入假体手术更快，且效果更好。
(*_*) 虽然能够解决一些临床问题，但是修复手术较为困难。

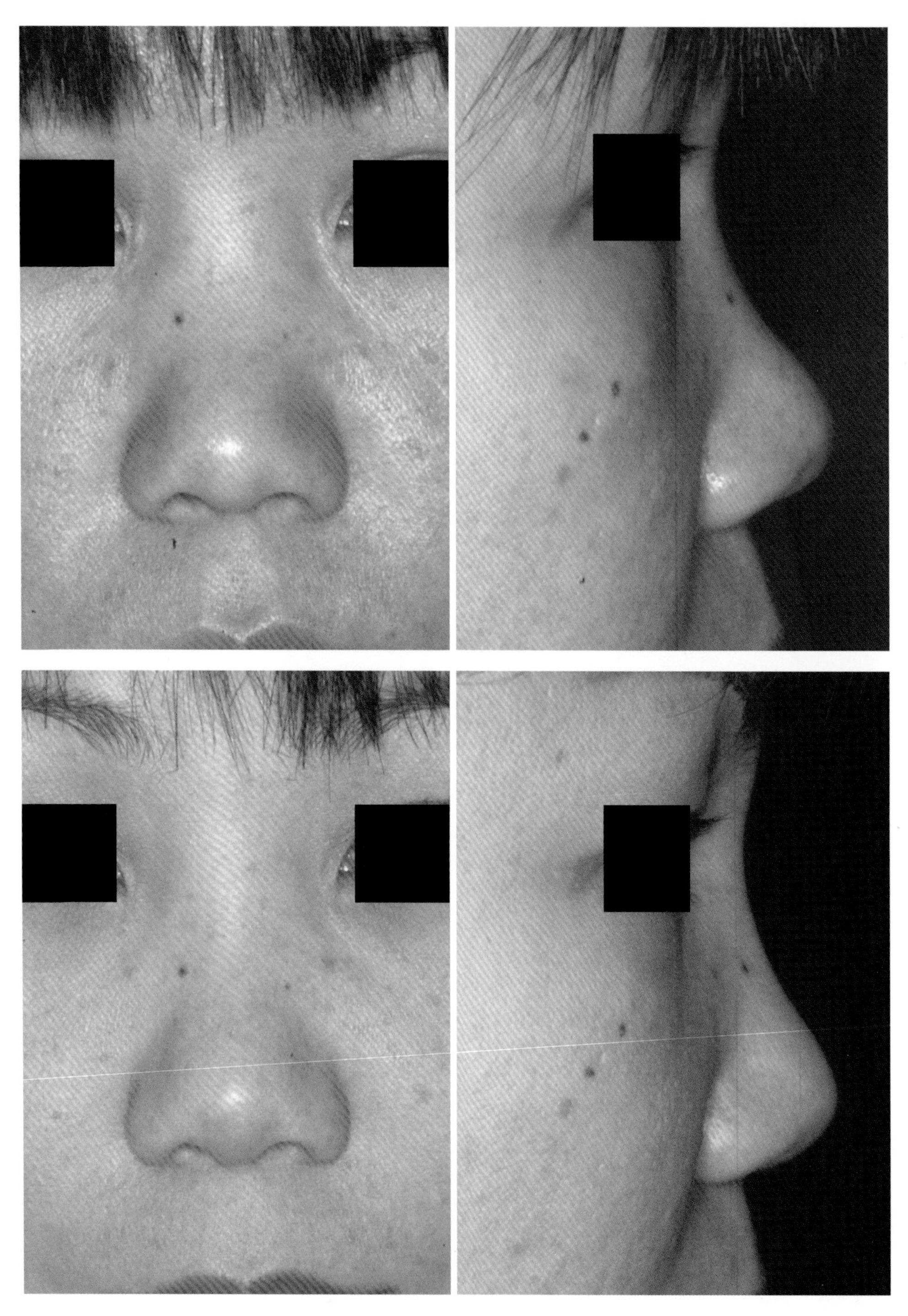

a （a）术前。患者不想使用人工假体

b （b）术后。鼻增高约1mm，形成自然的略微增高的隆鼻效果

图 2-3-3　案例 1

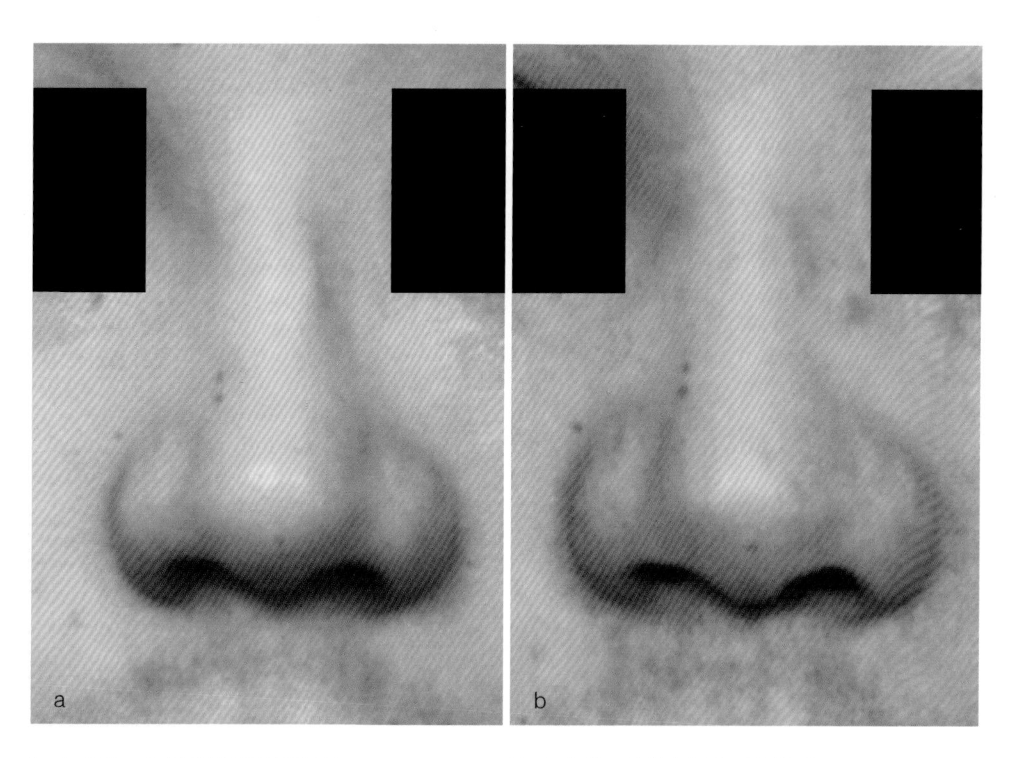

（a）术前。左侧鼻根部凹陷变形　　（b）术后。行鼻中隔软骨移植术

图 2-3-4　案例 2

4 隆鼻术：自体组织移植（较硬的组织）

适应证

适用于鼻背和鼻根低平、鼻背较宽者，应用硅胶移植物较困难者基本上均可以应用这一方法。还适用于外伤后或者皮肤状态较差者，以及不接受假体植入者。以常见的鞍鼻以及希望有一定坚挺程度的案例为治疗对象，与应用鼻中隔软骨和耳廓软骨隆鼻有一定的差别。

方法

1. 移植物的选择

较硬的移植物包括肋软骨、肋骨、颅骨、髂骨等，临床推荐使用肋软骨。其原因如下：①临床很难获得长度在35 mm以上的直线形肋骨，而且皮质骨一般较薄，对其进行精细塑形容易碎裂。②颅骨是人体最硬的骨，形状不规则，一旦移位后外形变化极为明显，骨块也很难修整为直线，供体部位还可能出现瘢痕、凹陷变形等问题。③对髂骨作精细塑形较为容易，但供区部位会发生疼痛、神经损伤等问题，以美容为目的，不推荐使用。④肋软骨的切取以及精细塑形均较容易。存在弯曲的问题可通过进行细小切割的方法加以解决。

2. 肋软骨的切取

（1）切开皮肤

一般切取第 5 肋软骨。如果为女性，在乳房下皱襞处设计长约 25 mm 的切口。

（2）剥离软骨膜，切取软骨

以 H 形切开软骨膜，用剥离子进行软骨周围剥离。用手术刀切取肋软骨。如果切取的肋软骨长度能够达到 45 mm，几乎适用于所有的案例。

确切止血，分层缝合皮下层和皮肤。根据患者的情况留置半管引流或负压引流。

3. 移植腔隙的形成

采用鼻翼软骨下切口，基本方法同硅胶假体植入。

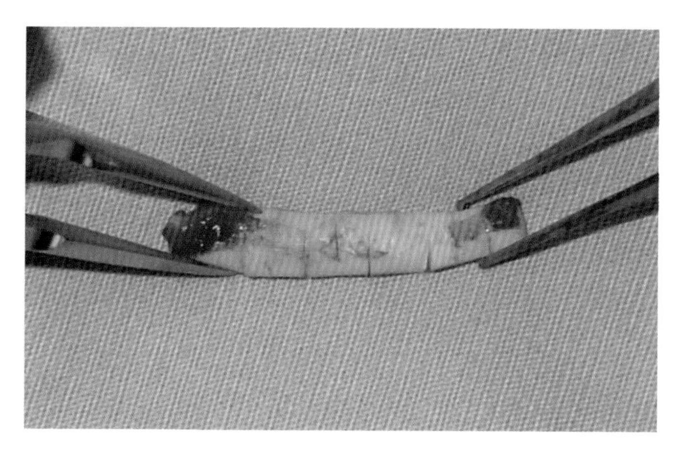

图 2-4-1　肋软骨的塑形

图示为切取的肋软骨，为了防止肋软骨变形，在其表面划几个小口

4. 移植物塑形

对切取的肋软骨进行精细塑形。一般长度为 30 ~ 45 mm 的肋软骨适合大多数案例。即使对软骨边缘稍做处理，术后较长一段时间后仍可能较为明显。因此，切削棱角时要十分注意。自体移植组织的缺点是术后取出较为困难，术后会有轻度肿胀，如发生移位，术后很难矫正。总之，要认真体会要领，细致操作，精细塑形。

在软骨两侧进行细小的切割，切断部分软骨基质，以防止术后的翘曲畸形（图 2-4-1）。

5. 植入移植

按照植入假体的要领植入肋软骨。调整移植软骨的底面，使其与鼻骨面充分贴合，以获得良好的鼻背形态。以手指触摸鼻背部外观，确认移植软骨的边缘是否光滑。如果边缘不规则，则需取出后进行修正。

在肋软骨有不稳定倾向时，可以按前述方法，在其两端穿线，再分别从皮肤穿出，最后用胶带固定。

6. 止血与关闭缝合

冲洗切口，确切止血，用尼龙线缝合切口。

7. 胶带和夹板固定

再次确认软骨的位置，必要时用胶带固定牵引线。为减少术后肿胀，用外用胶带和夹板辅助固定。

术后处置

术后 7 天取下胶带和夹板，之后再应用夹板固定 1 周，以充分保护术区。

本术式的优点、缺点以及注意事项

自体组织移植有较多优点，特别适用于不接受假体者、移植假体后效果不佳者，以及皮肤条件不佳者。其缺点是造成供区部位损伤，且术后效果如不满意，调整较为困难，因此临床应用受到一定的限制。一般主张能应用假体者，首选假体移植治疗。另外，肋软骨植入骨膜下，与骨移植不同，仅发生纤维性粘连，如果触摸软骨，感觉会有轻微的移动。

案例展示见图 2-4-2。

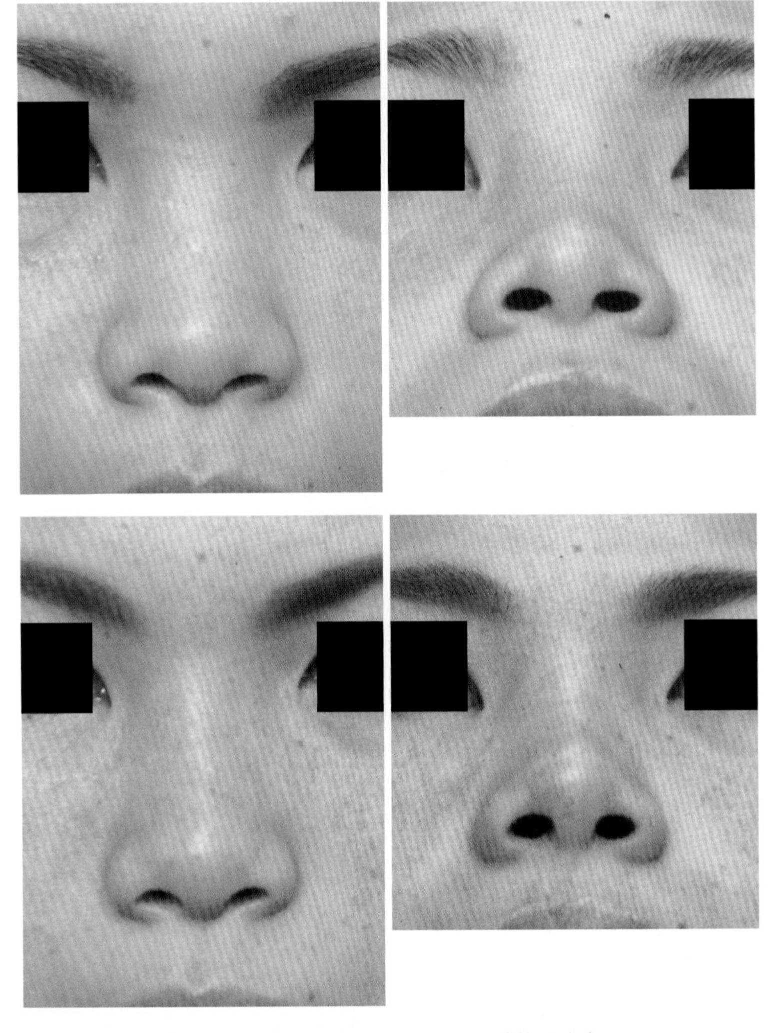

a/b （a）术前。曾行假体植入隆鼻术，改为肋软骨隆鼻
（b）术后

图 2-4-2 案例

5 隆鼻术：透明质酸注射

适应证

适用于鼻背和鼻根低平、鼻背宽、轻微驼峰者，基本上与硅胶移植物的适应证相同。但是，由于外伤、移植物感染等原因取出假体后，皮肤的硬度、延展度不一致的情况较为多见，在这种情况下注射透明质酸，有可能发生透明质酸的异常流动，影响治疗效果，因此要注意正确掌握适应证。

方法

1. 透明质酸的注入

在目标部位分别多点注入透明质酸，每点注射量约为 0.1 mL。注射层次为皮下层。在深层注射不容易产生效果；注射过浅有可能发生从皮肤附属器漏出或注射后发红、感染等情况。因此，最好注射至真皮层。

2. 确认

注射至预期外形的 70%～80% 时，取坐位，确认是否注射到恰当的位置。也请患者确认。这一点与针对皱纹的注射治疗不同，其在坐位的变化较少，改为坐位的目的是确认面部的整体形象。

3. 根据注射情况进行微调整

检查确认注射不足或存在凹陷时，补充注射以进行调整。在这种情况下取坐位即可。由于皮下压力增加，要不断确认透明质酸实际注入到了哪个部位。如果刺入部位过多，有可能发生瘀斑。

4. 用模具进行调整

用手轻轻塑形，直到最后满意为止。如果强力按压注射区，会导致组织周围疼痛不适。因此应该采用有意识的、轻柔推按的方式进行塑形。

术后处置

无特殊说明。

●本术式的优点、缺点以及注意事项

注射隆鼻的可吸收性既是其优点，也是其缺点。因此最好应用于以下情况：①尝试隆鼻效果者。②不能接受术后肿胀期者。③对隆鼻手术存在矛盾心态和不安心理者。

注射后如果增加的高度过多，皮肤的张力有可能使材料由正中向两侧移动，导致鼻部变宽。

皮下残留的注射物触诊类似于皮下肿物，可通过观察其移动性和大小变化加以鉴别。

案例展示见图 2–5–1、图 2–5–2。

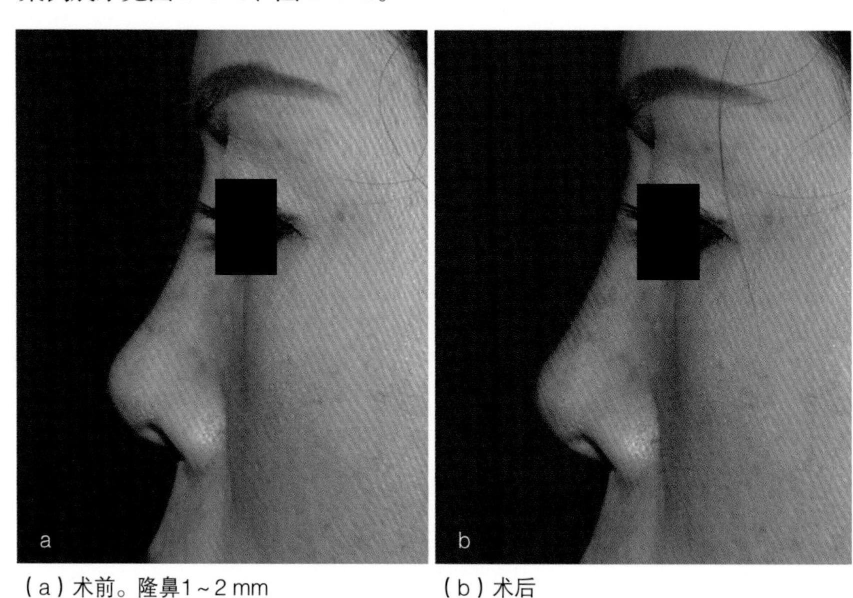

（a）术前。隆鼻1～2 mm （b）术后

图 2–5–1 案例 1

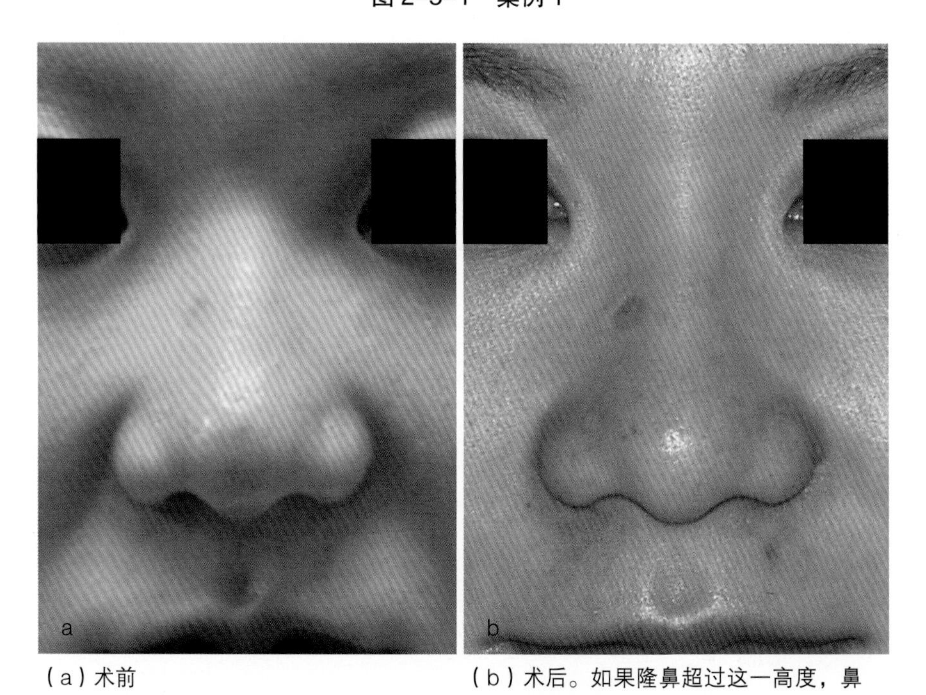

（a）术前 （b）术后。如果隆鼻超过这一高度，鼻背会变宽

图 2–5–2 案例 2

鼻尖缩小术

适应证

鼻尖圆、宽、大、低者，鼻孔圆者。

方法

1. 用手术刀切开，行鼻翼软骨周围皮下剥离

采用两侧鼻翼软骨下切口入路，对鼻翼软骨进行分离。在剥离的过程中，注意不要损伤软骨，特别是在内侧脚附近。

2. 进一步皮下剥离

以在皮肤侧仅残留较少量的皮下脂肪组织为标准进行剥离。皮肤较薄者，精细塑形的软骨形态更容易显现。同时需要注意，无论是男性或是女性，对于皮肤较厚、皮肤附属器较发达者，如果剥离得过薄，皮肤的血运会受到影响，容易发生皮脂腺感染，有发生皮肤坏死的可能，因此剥离后要保留一定的厚度。同时要在软骨周围进行较广泛的剥离。鼻小柱基底部也要仔细地进行剥离。

如果有出血，要进行 1min 左右的压迫止血。通常这样做即可达到止血的目的。如果止血困难，最好采用双极电凝止血。但是由于皮肤侧组织较薄，过度电凝止血有可能导致皮肤坏死。

完全剥离后，从一侧的切口即能够将两侧的鼻翼软骨牵出。使用皮肤拉钩或小板钩牵拉创口，充分显露鼻翼软骨。这样的操作方法可获得与开放式鼻整形手术相近的良好术野。

3. 切除软骨上的软组织

在鼻尖处的鼻翼软骨表面常有皮下组织附着，以眼科剪小心地将其去除（图 2-6-1）。采用左右对称剪除的方法更为容易。最后适度切除软骨头侧部分，保留一定的宽度和卷曲度，注意保留内侧脚间的组织。

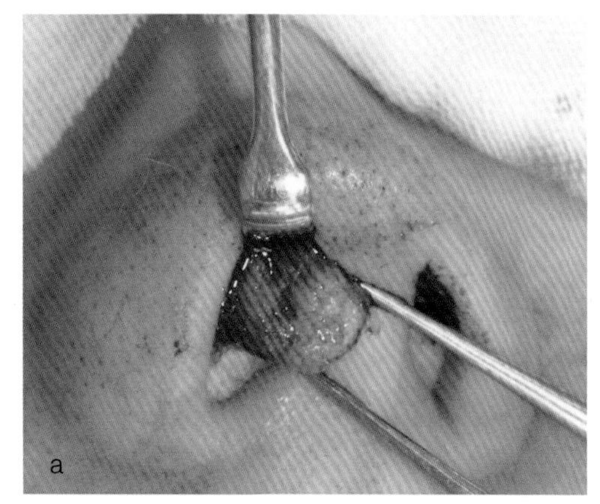

（a）皮下浅层剥离后，拉出两侧鼻翼软骨，软骨上存在软组织

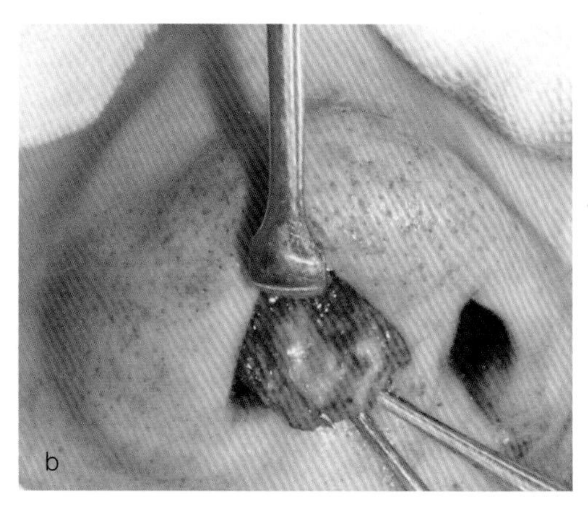

（b）切除鼻翼软骨上的软组织

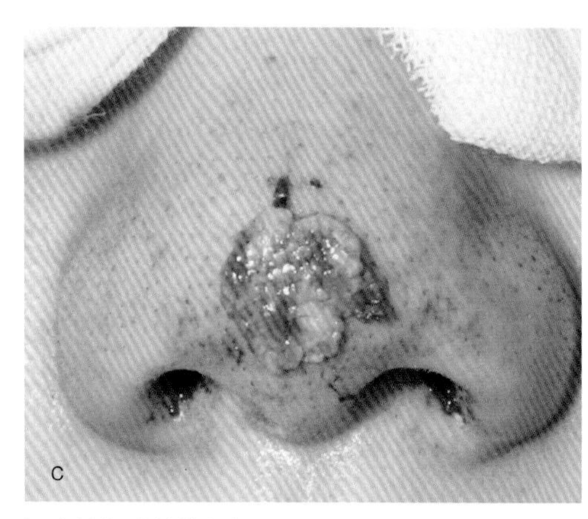

（c）被切除的软组织

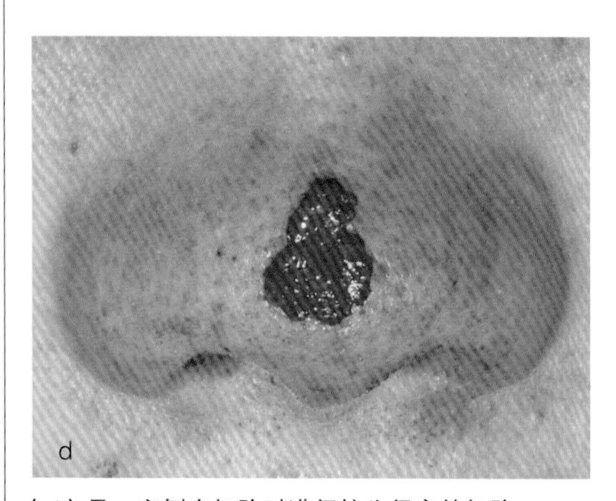

（d）另一案例在切除时进行较为保守的切除

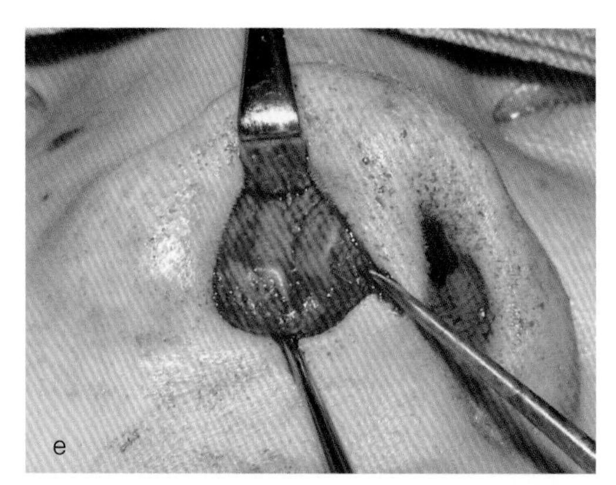

（e）对鼻部既厚又硬，且鼻孔较小的患者进行操作时较为困难

图 2-6-1 （a~e）鼻翼软骨的展开及软组织的切除

4. 缩小鼻翼软骨中间脚间距

在距离双侧鼻翼软骨转折点外侧 0.5 ~ 1.0 mm 处缝线，拉近鼻尖。由于缝合后一定会造成软骨的扭曲，因此需要确认其造成的形态变化。特别容易出现的是鼻小柱扭曲或偏斜。即使采用最大幅度的缝合，鼻尖提升高度也是有限度的。在能够保持形态稳定的牵引点缝合 2~3 针（图 2–6–3）。缝合之后，已经修剪去除皮下组织的鼻尖部软骨中间脚由分开的状态变为紧贴在一起（图 2–6–2）。闭合切口时，皮肤的张力会增加，这也是软骨支架变形的原因之一。如果首次贴合效果不好，拆线后可以再次进行缝合，并可以反复几次，注意避免软骨发生撕裂。

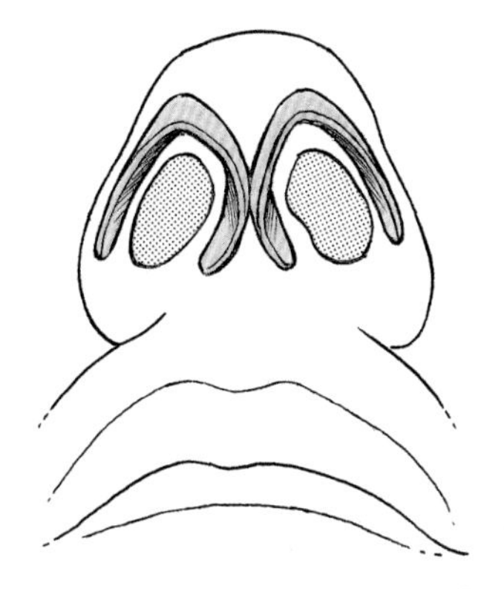
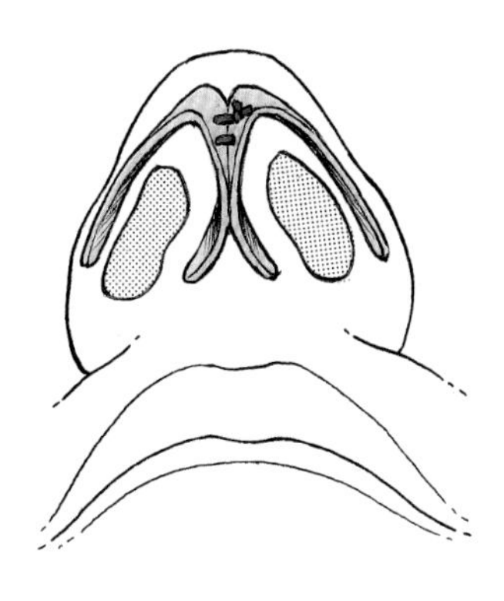

图 2–6–2　中间脚间组织的切除和缝合

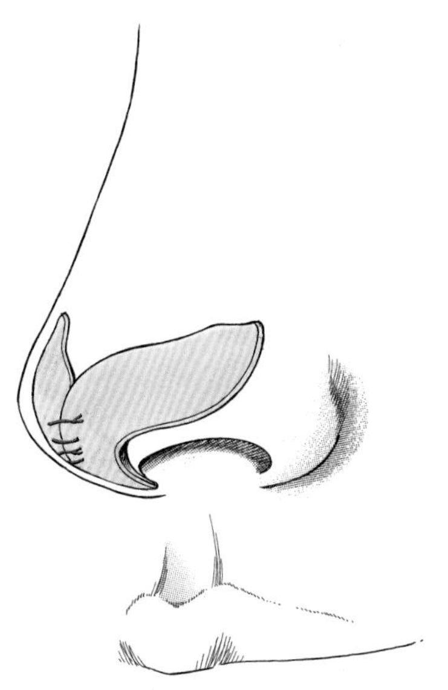

图 2–6–3　鼻翼软骨间的缝合

缝合固定 2~3 针，较少进行头侧缝合

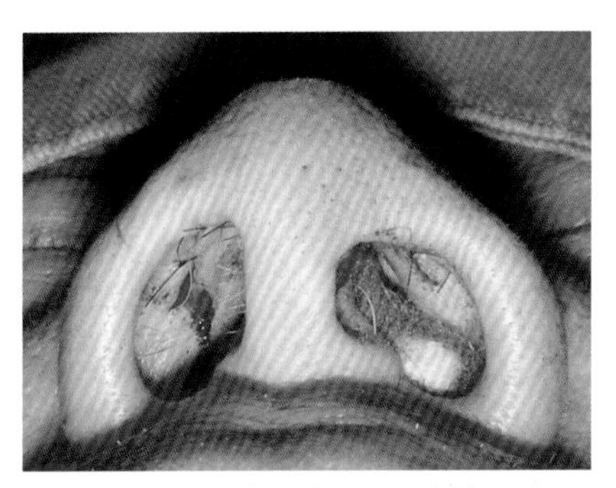

图 2–6–4　鼻翼软骨上抬的程度

仅进行右侧鼻孔缝合的案例。软骨的上抬如果超过一定的限度，关闭切口将较为困难

(^-^) 如果鼻翼软骨存在向外侧扩展的情况，采用以上方法可以达到缩小鼻尖的目的。但是如果不存在这种情况，无论切除多少软组织，以及是否紧缩缝合，均不能显著缩小鼻尖。

(*_*) 无论如何紧缩缝合软骨，也不会有较大幅度的鼻尖上抬（图 2–6–4）。如果勉强将其上抬缝合，缝合时越靠近软骨外侧，中间越容易变形。

塑形后的鼻尖形态还需要从侧面进行确认。采用开放性入路时，要先行暂时性鼻小柱缝合，以确认从鼻尖到鼻尖上点的曲线是否自然。该手术在鼻尖上点处极易形成隆起，就是我们通常所说的“鹦鹉嘴”畸形。这一畸形发生的机制是，中间脚缝合、缩窄后，鼻翼软骨的头侧部分被拉近，侧面较厚的皮肤也向中间聚拢。结果是，从正面看形态良好，从侧面看形成圆形突起（图 2-6-5）。

为了解决这一问题，可以在两侧鼻翼软骨连接点上做标记，从距离该处尾侧 1 mm 处开始，根据隆起的大小，菱形切除部分头侧软骨（图 2-6-6）。若前鼻尖的上外侧部分较圆，对其进行修正时，较广泛地切除软骨头侧部分，注意至少保留 5 mm 宽的软骨（图 2-6-7）。如果切除过度，有可能造成鼻尖形态不自然，因此，尽量少切除软骨更安全。

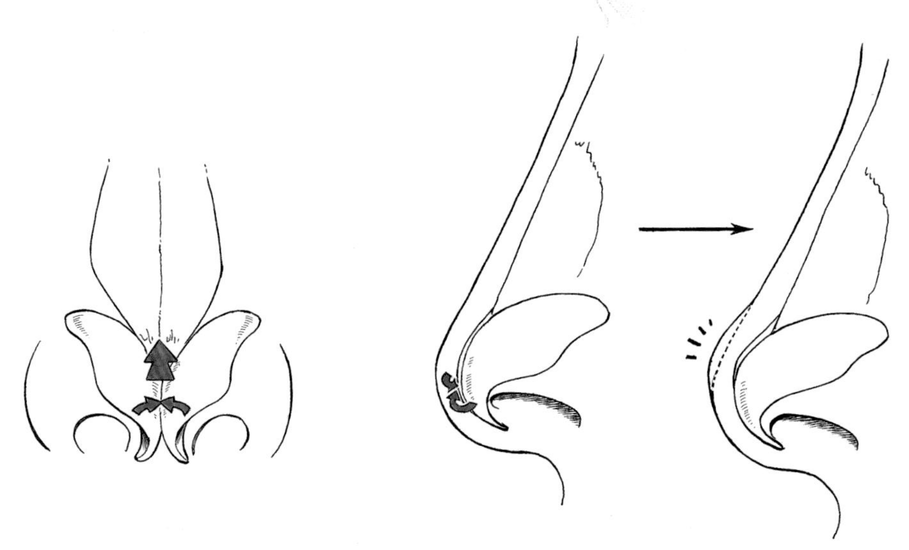

图 2-6-5　鼻翼软骨缝合贴近后产生的变化

如果在头侧过度缝合贴近，会形成“鹦鹉嘴”畸形

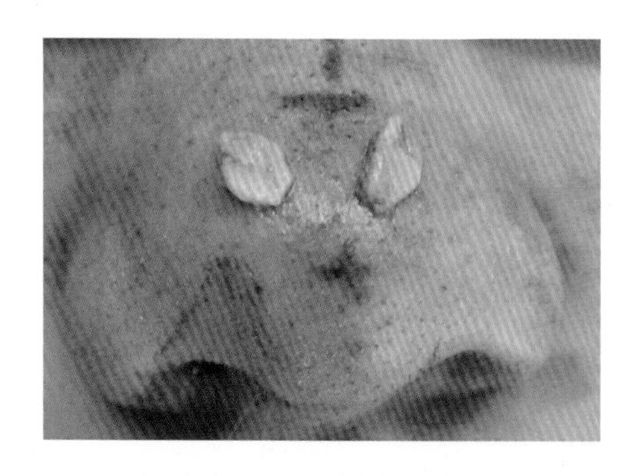

图 2-6-6　切除的鼻翼软骨

为了防止发生“鹦鹉嘴”畸形，需切除部分鼻翼软骨头侧。注意鼻翼软骨至少保留 5 mm 宽

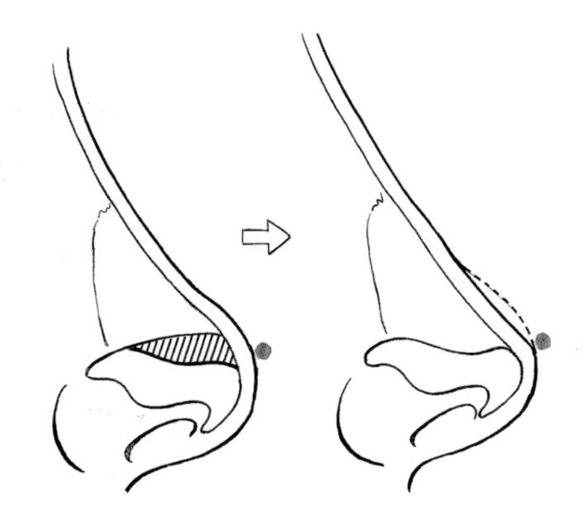

图 2-6-7　软骨切除后鼻尖外形的改变

去除鼻翼软骨头侧部分后，多余皮肤得到平复，“鹦鹉嘴”畸形消失

(•o•) 注意，不要过度修剪鼻翼软骨，否则会造成明显的外形不自然。
(ˆ-ˆ) 矫正不当有可能会形成夹捏鼻外观，但也可能更适合患者。

如果因皮肤原因发生隆起，可植入硅胶假体，使其从鼻尖上点到鼻根形成自然的直线外观（图 2-6-8）。

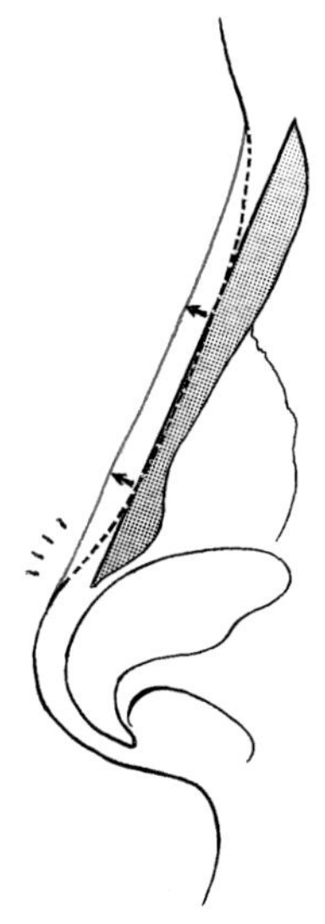

图 2-6-8　采用隆鼻的方法矫正“鹦鹉嘴”畸形

对于皮肤厚、硬的案例，在植入移植物的同时，矫正“鹦鹉嘴”畸形

5. 包扎

缝合关闭切口后，为了确保形态需要进行确切的包扎。由于此步骤对于整个手术有较大的影响，因此要认真操作。一定要用胶带压住鼻尖上点，将鼻尖露出在一个较小的范围内。辅助用鼻夹板固定。如果切口出血，行鼻腔填塞；如果无出血，则无须填塞。

(*_*) 需要注意皮肤及其下方的瘢痕组织形成。

● 术后处置

术后 1 周取下鼻夹板，拆线。

● 本术式的优点、缺点以及注意事项

时刻注意表面皮肤的厚度。无论软骨成形做得多么精细，如果鼻背覆盖厚重的皮肤，软骨的形态也无法获得较好的呈现。同时，如果勉强地缝合、缩窄鼻尖，缝合后的张力会压向鼻小柱区软骨，内侧脚因不能承受压力而导致鼻小柱歪斜，造成左右鼻孔形态出现差异。

● 术后瘢痕的处置方法

瘢痕增生有可能导致形态不佳，可采用类固醇局部注射等对症方法进行治疗。

(•o•) 即使对软骨进行精细加工，如果覆盖像被一样厚的皮肤，也不会呈现较好的外观。

(ˆ-ˆ) 有学者认为，采用 L 形移植物能够减小鼻尖。但是这种观点值得商榷。

案例展示见图 2-6-9~ 图 2-6-11。

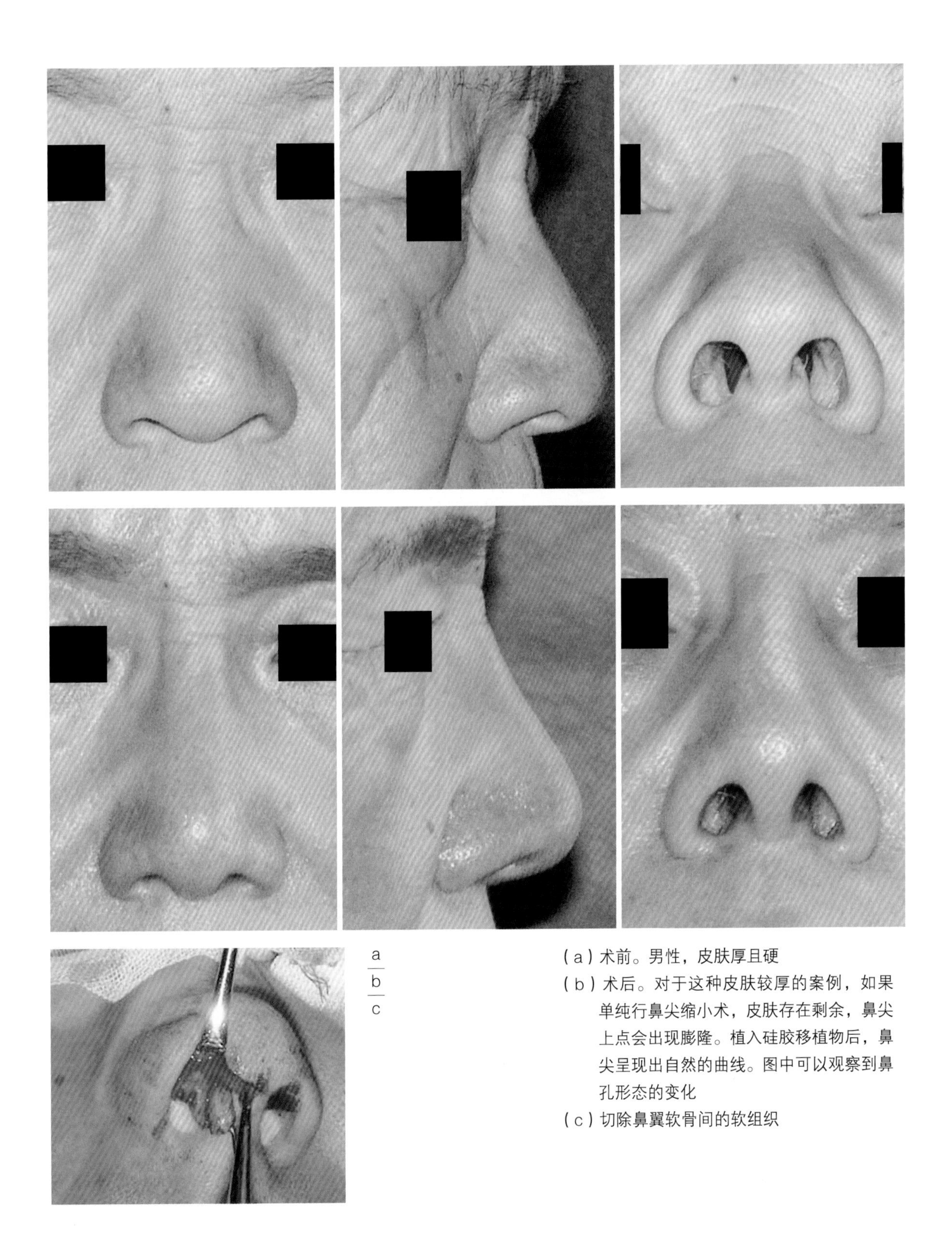

(a) 术前。男性，皮肤厚且硬

(b) 术后。对于这种皮肤较厚的案例，如果单纯行鼻尖缩小术，皮肤存在剩余，鼻尖上点会出现膨隆。植入硅胶移植物后，鼻尖呈现出自然的曲线。图中可以观察到鼻孔形态的变化

(c) 切除鼻翼软骨间的软组织

图 2-6-9　案例 1

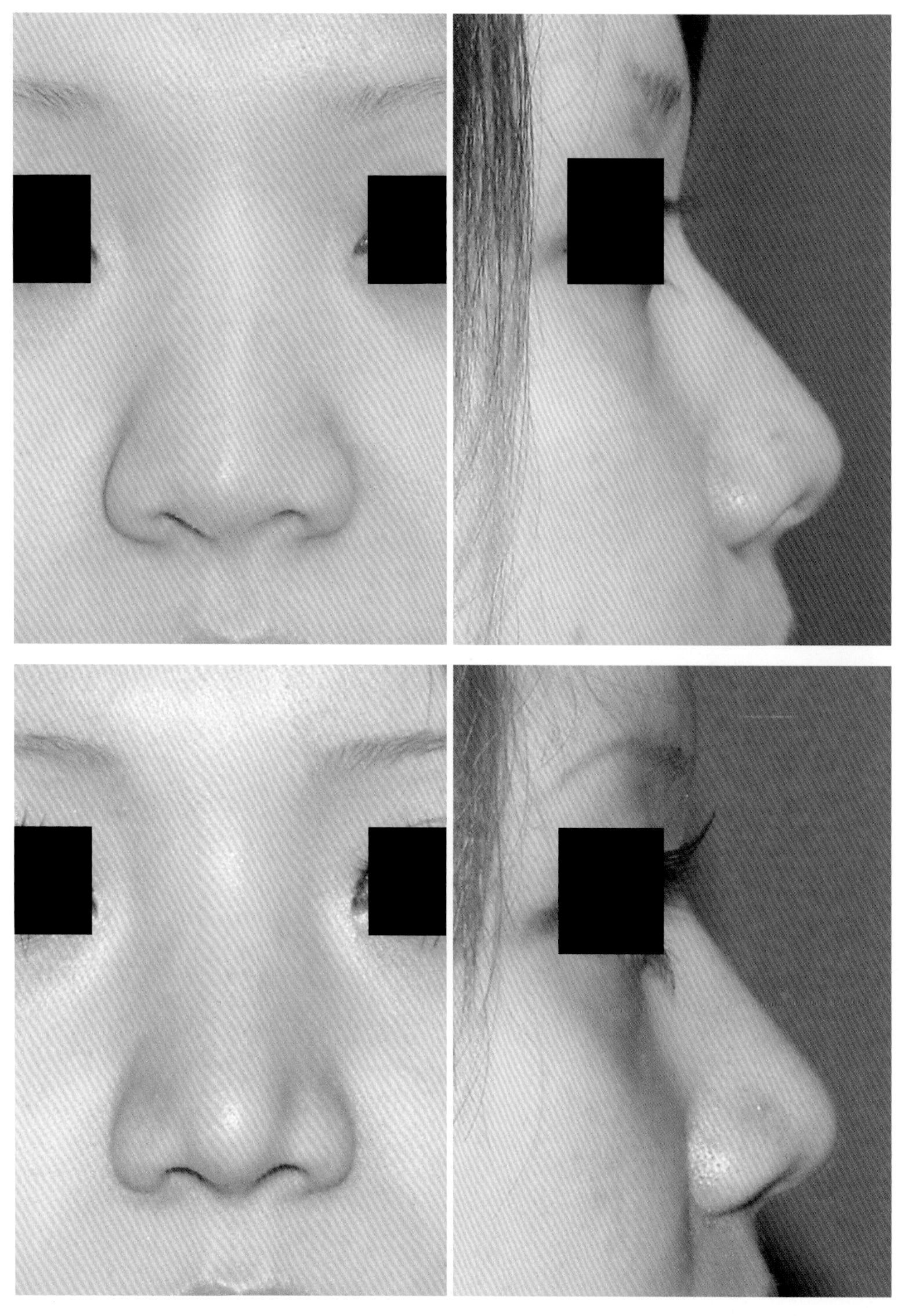

a （a）术前。皮肤较软，鼻尖较鼻背略低

b （b）术后。鼻翼软骨矫正后使鼻尖稍上抬，并获得良好的鼻背线，未见“鹦鹉嘴”畸形

图 2-6-10　案例 2

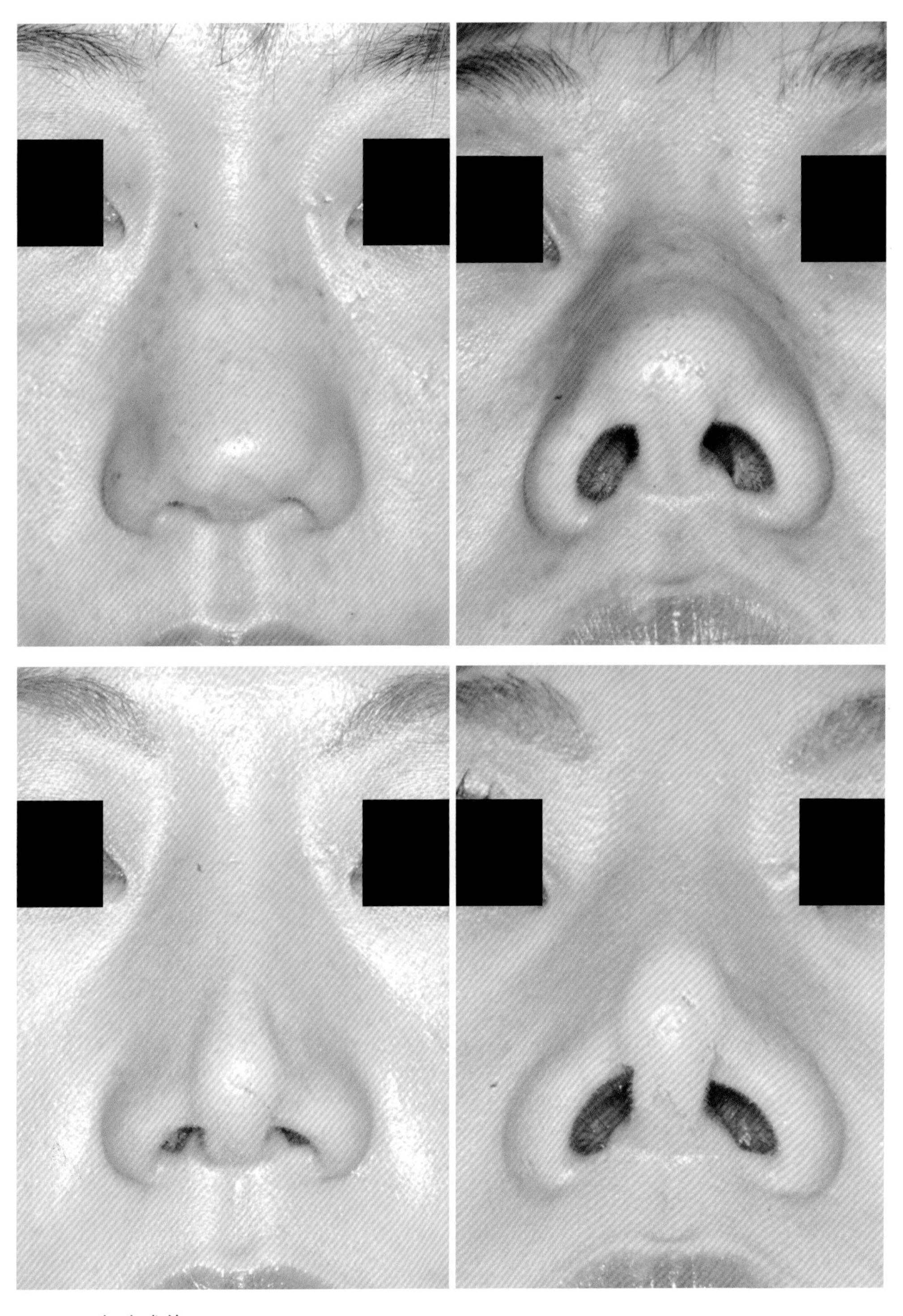

a　（a）术前
b　（b）术后。切除一部分鼻翼软骨的同时，在鼻尖部位行软骨移植。由于过度地切除了皮下软组织，余下皮肤较多，出现了不自然的“鹦鹉嘴”畸形

图 2-6-11　案例 3：皮下组织去除过多的案例

7 鼻尖上抬

适应证

鼻尖圆、鼻尖较低，希望从侧面看鼻尖较尖者。

方法

1. 以手术刀切开，并行皮下剥离

采用两侧鼻翼软骨下切口入路。

2. 皮下广泛剥离

根据上抬的量和形态增减剥离层次。希望保持鼻尖的形态不变而仅上抬鼻尖 2～3 mm 时，在软骨表面进行剥离。希望改善鼻尖形态并上抬，或者上抬鼻尖 3～4 mm 时，在皮下浅层进行剥离。另外，在缩小鼻尖的同时行鼻尖上抬时，采用鼻尖缩小的剥离方法。

3. 移植物的选择

调整鼻尖形态所使用的移植材料包括耳廓软骨、鼻中隔软骨、筋膜、肌腱。

可以使用掌长肌腱、阔筋膜、颞筋膜等，属于鼻部构成以外的组织，虽然具有一定的相似性，但是不如软骨，因此不推荐使用。耳廓软骨、鼻中隔软骨切取后瘢痕不明显，精细形态的再现性良好，硬度与鼻骨较为接近，临床较常应用。

(ˆ-ˆ) 手腕部作为供区时，瘢痕容易被认为是曾经割腕自杀。
(*_*) 筋膜形态较难调整。虽然有采用纤维蛋白胶进行固定的方法，但是因成本和安全性问题很难使用。
(•o•) 各种膜类很容易形成团状，进而作为一块组织进行整体移植。由于很难形成固定的形状，所以并不需要进行过于细致的塑形，反而使操作变得简单。

4. 移植物的切取

（1）鼻中隔软骨。

（2）耳廓软骨。

耳廓软骨切取容易，因此临床经常使用。如果仅以鼻尖上抬为目的，从耳屏处切取软骨既简便，量也足够。

＊从外耳廓切取

在耳廓后面切开皮肤，剥离皮下脂肪、耳内肌，直到软骨，先剥离出必要的范围。从耳廓前面设计所需的大小，沿着该尺寸的线刺入注射针，将尺寸复制到背面。以小圆刀从耳廓侧切开软骨，剥离前面后，切取软骨。能获取大小约 25 mm × 15 mm 的软骨。

切取部位确切止血后，行皮肤缝合。为了防止出现血肿，可行宽松的打包缝合，压迫耳廓。术后 2 天去除打包。

＊从耳屏切取

在距离耳屏约 4 mm 的耳道处切开皮肤。此处几乎没有皮下组织，切开后即可达软骨表面。保留耳屏前缘约 4 mm 的软骨，朝向外耳道方向进行皮下剥离，切取软骨（图 2-7-1）。能够获取约 15 mm × 8 mm 大小的软骨。术后塞入棉球压迫，次日将其取出。

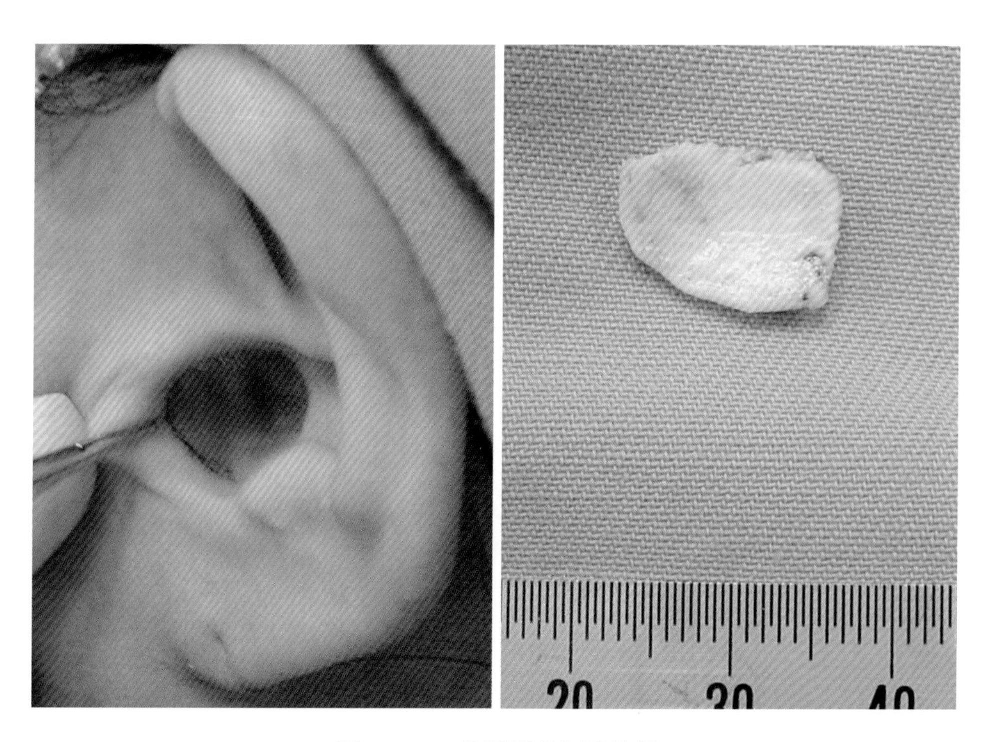

图 2-7-1　从耳屏处切取软骨

从耳屏处切取软骨的部位以及切取的软骨

5. 鼻翼软骨的缝合紧缩

与鼻尖缩小术同时进行时，由于内侧脚已经缝合固定，即使不对软骨进行处理，缝合后鼻翼软骨本身也进行了加固。增加鼻尖体积后，可靠的缝合可以防止鼻翼软骨被展开。

6. 软骨的精细塑形

移植软骨的形态可以有很多种。需要注意的是，软骨不宜过大。如果其超过鼻尖区域，则术后会出现棱角明显或者扁鼻尖等情况。同时，如果软骨过小，也有可能出现点状突出或者鼻尖过尖的情况。可以先植入稍大的软骨，在观察其平衡性的同时进行调节。注意鼻尖与鼻尖上点的位置关系。根据具体情况，可能需要将移植物植入不同的位置。采用两段叠加或者三段叠加的情况较为常见。尽可能仔细地削去移植软骨的棱角（图 2-7-2、图 2-7-3）。

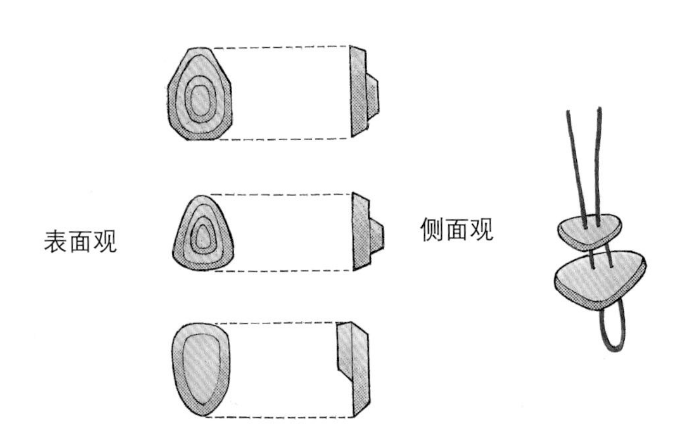

图 2-7-2　软骨精细塑形的方法

为了防止翻转，将两块软骨移植片缝合在一起

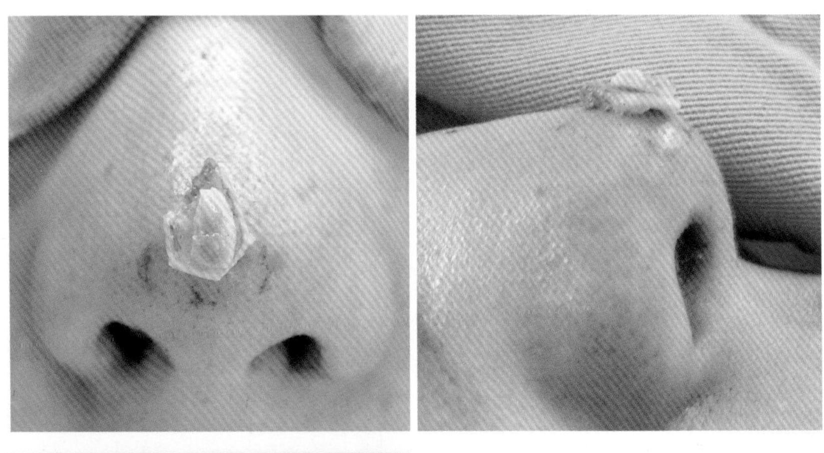

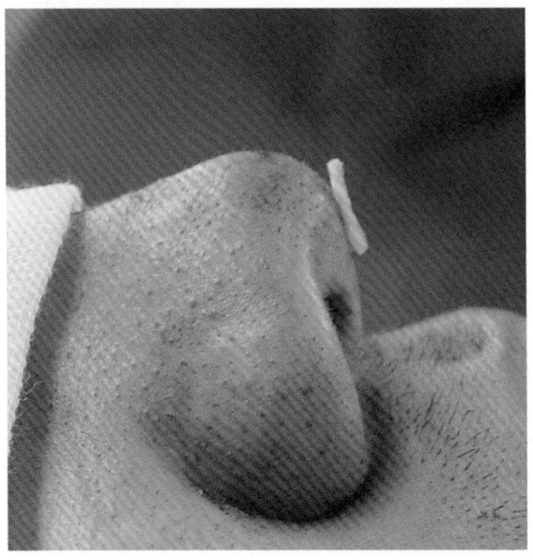

▲移植的两块重叠软骨

◀将鼻尖稍稍移向尾侧的同时，进行上抬的移植方式，多数情况下，在鼻尖侧植入两块重叠放置的软骨

图 2-7-3　在鼻尖处进行软骨移植

(ˆ-ˆ) 移植软骨如果放置不恰当，皮肤较薄的人容易看见移植物。

7. 在鼻尖处放置软骨

将精细塑形的软骨移植物放置在鼻尖的位置（图 2-7-4）。在移植软骨上穿过 6-0 尼龙线，其两端从鼻尖皮肤侧穿出。为了使其不发生翻转，最好有 2 处以上缝线从皮肤侧穿出。确认整体的形态后，根据具体情况，将移植软骨向尾侧或者向头侧调整位置，并且确认是否能触到软骨的棱角。

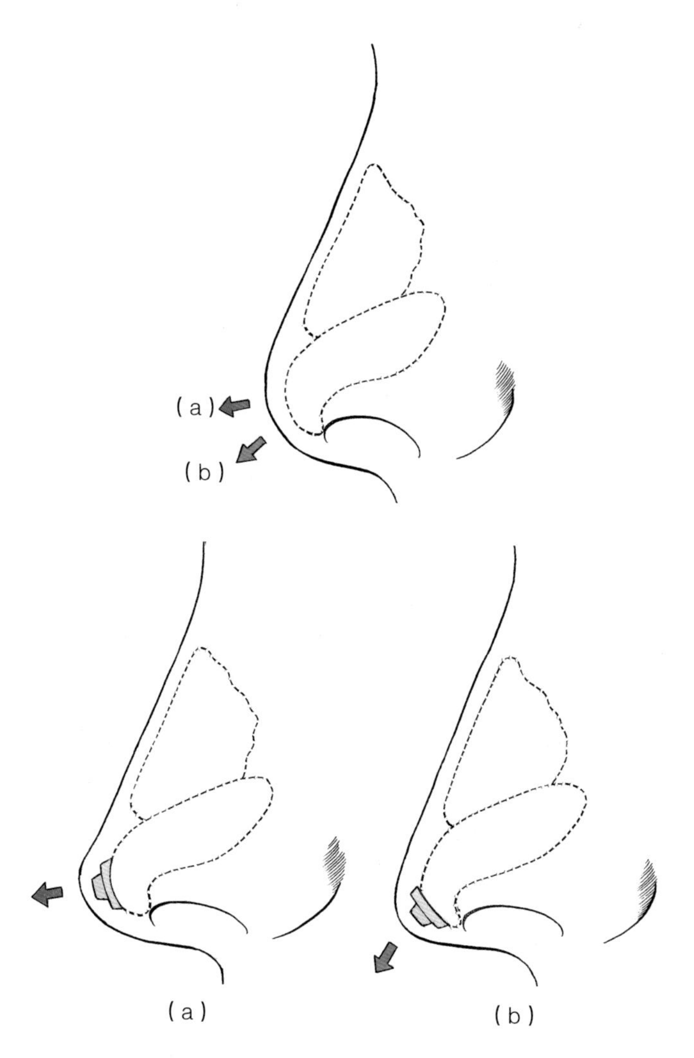

图 2-7-4 不同移植位置的鼻尖变化

根据鼻尖上抬的方向而改变软骨的植入位置。希望呈现明显的突出效果时，在前方放置（a）；希望更长时，在略下方放置（b）

8. 包扎

关闭切口后，妥善包扎以调整形态。在鼻尖上点处适度加压，使鼻尖区外露。轻轻牵拉固定用缝线，再次确认位置后，用胶带固定。注意不要用力牵拉固定用缝线。考虑到术后可能发生肿胀，不要固定过紧。辅助应用鼻夹板。如果切口出血，行鼻腔填塞。如果不出血，无须进行鼻腔填塞。

●术后处置

术后 1 周取下胶带和鼻夹板，拆线。

●本术式的优点、缺点以及注意事项

如果覆盖的皮肤较厚，需要注意软骨的支撑力。即使植入较大尺寸的软骨，如果有厚重的皮肤覆盖，也可能使鼻小柱受压变形。

鼻尖植入软骨超过 3 层，或者上抬超过 4 mm 时，需要将鼻中隔软骨缝合固定于内侧脚以进行加固（Floating Columella Strut，浮动式鼻小柱支柱，图 2–7–5）。但是，切取的鼻中隔软骨整体的支撑力较弱，对鼻小柱的加固作用有限。即使鼻小柱不塌陷，整体也可能会向某个方向倾斜而发生变形。

如果希望鼻尖有较大的变化，则需要选择肋软骨移植的方法。

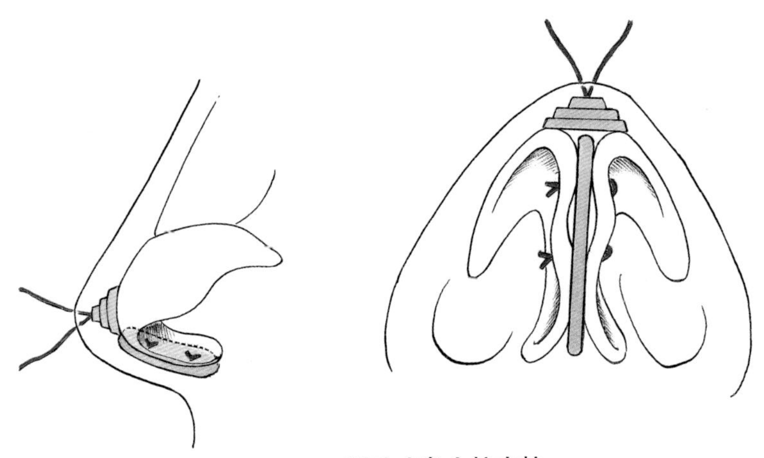

图 2–7–5　浮动式鼻小柱支柱

虽然皮肤仍有剩余，但是增加一个加固的软骨移植物仍然有较大难度

●术后瘢痕的处置方法

瘢痕增生有可能导致形态不佳，可采用类固醇局部注射等对症方法进行治疗。

案例展示见图 2–7–6~ 图 2–7–8。

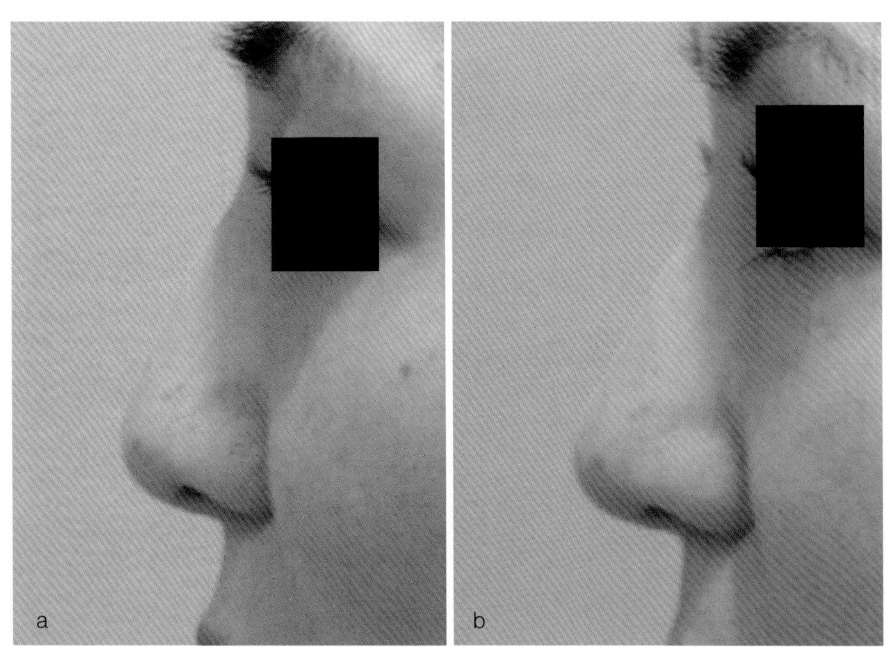

（a）术前。行鼻翼软骨缝合紧缩以及耳廓软骨移植

（b）术后。鼻尖上抬，鼻背线变为直线

图 2–7–6　案例 1

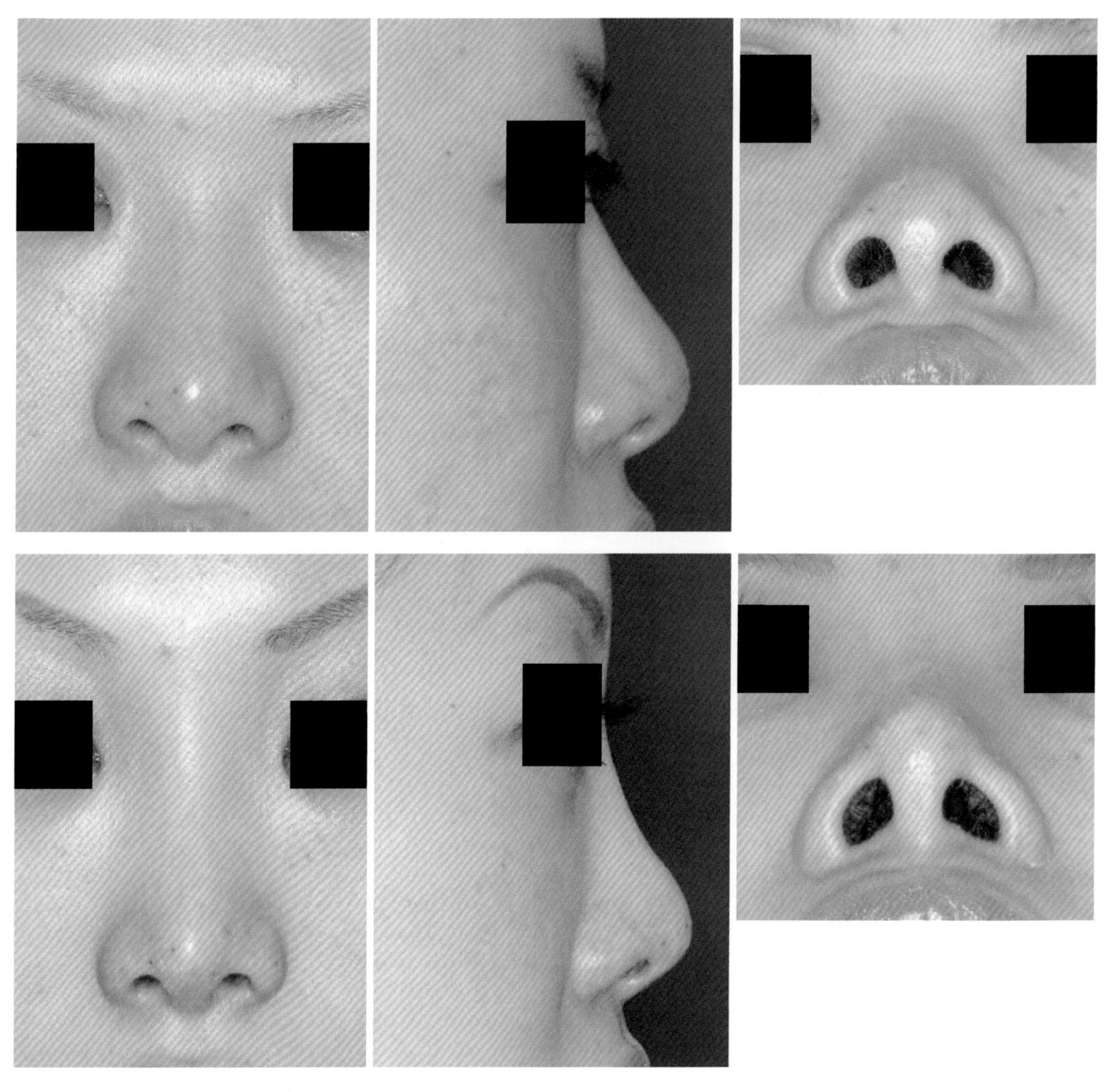

a （a）术前。行鼻尖缩小及耳廓软骨移植

b （b）术后。呈现精细上抬的鼻尖，但有轻微的“鹦鹉嘴”畸形

图 2-7-7 案例 2

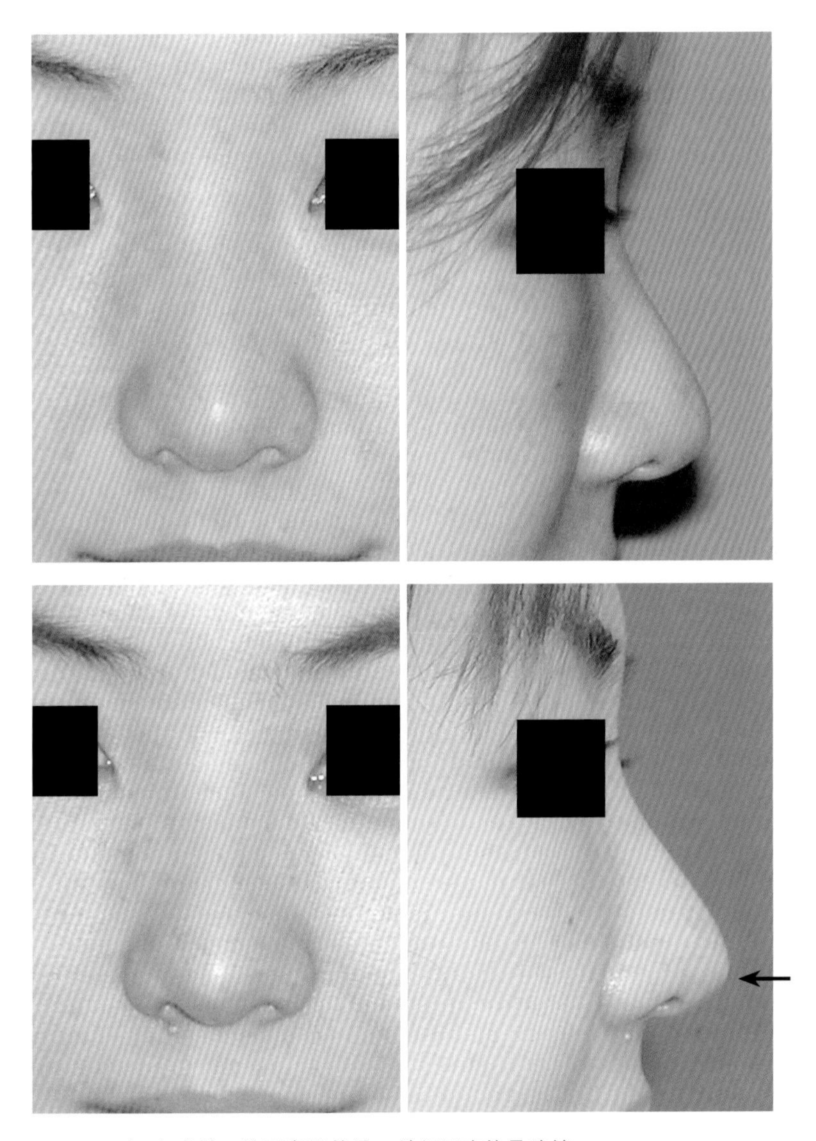

a
(a) 术前。拉近鼻翼软骨，并行耳廓软骨移植
b
(b) 术后。正面观形态良好，侧面观鼻尖仍稍有点状突起

图 2-7-8　案例 3：鼻尖处有点状突起的案例

8 鼻小柱下移

适应证

鼻小柱位置靠上，侧面观看不见鼻小柱，完全被鼻翼所遮挡。

方法

1. 用手术刀切开

采用单侧鼻翼软骨下切口入路，切口应该止于前鼻棘附近。在鼻翼软骨内侧脚之间进行剥离，显露鼻中隔前缘。

2. 切取鼻中隔软骨

从鼻中隔前缘行软骨膜下剥离，显露鼻中隔。正常鼻中隔长约 10 mm，应用鼻中隔软骨刀切取鼻中隔软骨。切取的软骨长约 15 mm，宽约 10 mm（宽度也可能达到 15 mm）。也可以使用耳廓软骨。

3. 鼻中隔软骨的精细塑形

测量从鼻中隔到下降位置间的距离，将鼻中隔软骨进行精细塑形。先塑形得稍大些，反复植入，确认植入后的形态，之后修剪移植物的大小。

4. 移植软骨的固定

移植软骨的大小确定后，以 25 G 注射针头将移植软骨暂时固定于鼻中隔软骨上，用尼龙线缝合 2 ~ 3 处。如果切取的鼻中隔软骨较宽，可以将两块软骨重叠放置，并将鼻中隔软骨夹在中间进行固定（图 2–8–1），之后与鼻翼软骨内侧脚进行缝合，需确保移植软骨不超出鼻翼软骨内侧脚。如果移植软骨侧鼻缘在鼻小柱处有微小的突出就会显得很不自然。该方法能够将鼻小柱拉下 3 ~ 4 mm。缝合皮肤，再次确认鼻小柱的形态。如果移植软骨发生倾斜，会影响鼻孔的形态。

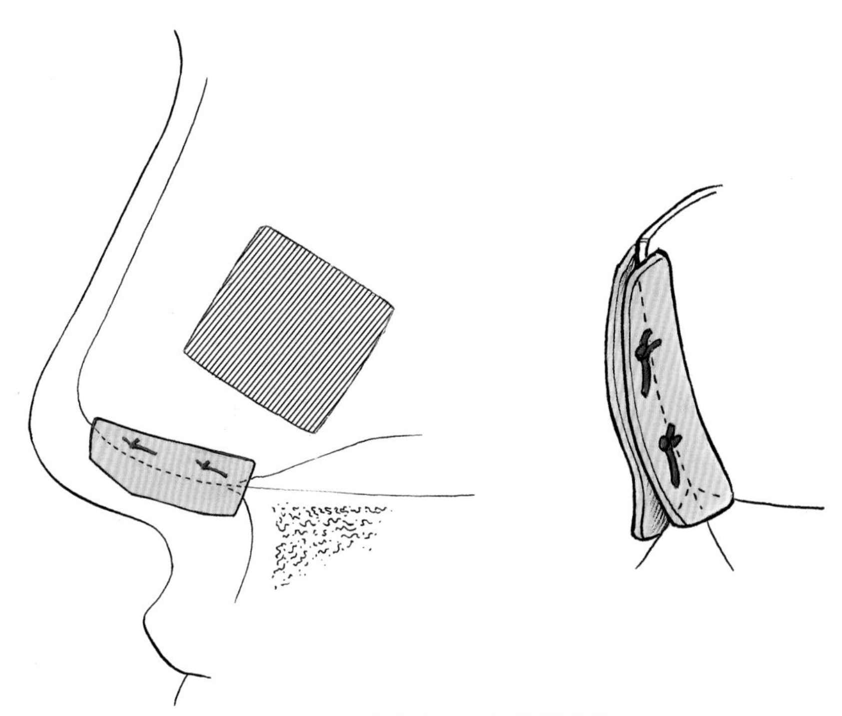

图 2-8-1　在鼻中隔处行软骨移植

固定切取的鼻中隔软骨。如果切取量充足，将两块软骨重叠放置并夹住鼻中隔软骨。如果是单块软骨移植，注意不要左右倾斜

术后处置

术后 1 周拆线。

本术式的优点、缺点以及注意事项

鼻小柱的位置非常重要，临床还需要注意形成美观的鼻唇角度。

案例展示见图 2-8-2。

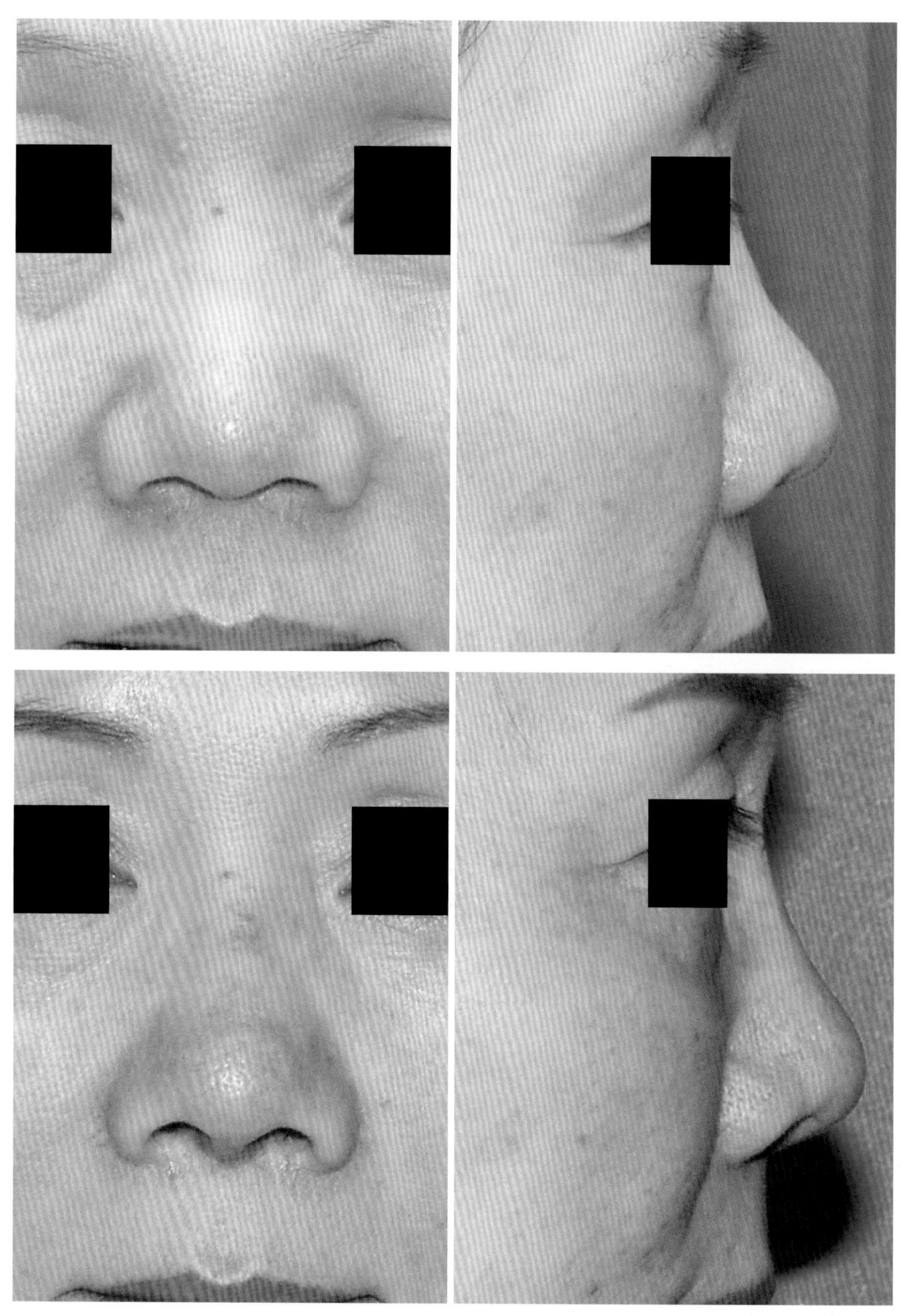

a （a）术前。相对于鼻翼，鼻小柱的位置过高。侧面观鼻小柱被鼻翼所遮挡
b （b）术后。行移植物隆鼻

图 2-8-2 案例

9 鼻尖、鼻小柱延长

适应证

鼻背长度较短，鼻小柱较鼻翼更靠近头侧者，即通常所说的短鼻。鼻小柱较短，鼻尖高度不足。

方法

移植物采用耳廓软骨或肋软骨，具体选择方法如下：

• 耳廓软骨

适用于延长量在 5 mm 以下者，当鼻小柱延长至目标位置时，软组织的阻力较小。还适用于拒绝切取肋软骨的患者。

• 肋软骨

适用于延长量在 5 mm 以上者，或者延长量在 5 mm 以下，但是皮肤较韧，或者存在瘢痕组织，鼻尖软组织缺乏延展性者。

1. 肋软骨（或耳廓软骨）的切取

应用肋软骨时，一般切取第 7 肋软骨（最大）。女性在乳房下皱襞处切开后切取，第 6 肋软骨更容易获取（参照第 4 节 肋软骨切取方法）。切取 30 mm × 15 mm 大小的肋软骨即可。切取的肋软骨由正中切成两半，塑形成厚度为 1 mm 的移植物。

应用耳廓软骨时，需切取整个耳廓软骨，大小为 20 mm × 30 mm。将其分为两部分，将凸面组合到一起进行缝合，尽量做成较直的软骨移植物。

2. 用手术刀切开，行皮下剥离

从鼻小柱切口开始进行操作。

至鼻骨下端行皮下剥离，如果不是较厚的皮肤，在软骨上进行剥离。鼻尖部的皮肤最好不要剥离得过薄。之后在鼻翼软骨间进行剥离，显露鼻中隔前缘和前鼻棘，在鼻中隔软骨两侧行黏膜下剥离。

3. 确认鼻尖的可移动性

用双钩将鼻翼软骨拉至尾侧的同时，确认鼻尖的可移动性。如果其可移动性不足，在不破坏鼻腔黏膜的前提下，在鼻翼软骨和外侧软骨间进行小心剥离，增加其可移动性，剥离后至少能获得约 5 mm 的可移动性。由于鼻腔黏膜延展性有限，因此即使经过剥离，延长距离也不能超过 8 mm。

4. 固定肋软骨（或耳廓软骨）

将修薄后的两块肋软骨植入鼻中隔两侧的黏膜下腔隙中，使其重叠约 15 mm，像夹住鼻中隔软骨一样，将两块软骨移植物缝合于鼻中隔软骨上（图 2-9-1）。将其下方靠近前鼻棘处可靠地固定。观察鼻尖向尾侧、前方移动的情况，确保鼻尖到达预定的位置。

> (ˆ-ˆ) 如果只是鼻部有点短，最好不要抬高鼻尖，否则有可能变成猪鼻样外观，手术的关键是使鼻部向尾侧延长（图 2-9-2）。

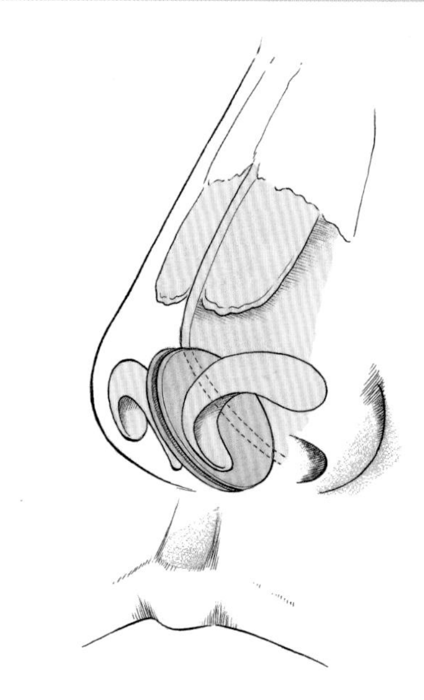

图 2-9-1　将肋软骨固定于鼻中隔软骨上

将肋软骨缝合固定于鼻中隔软骨。注意鼻尖的移动方向

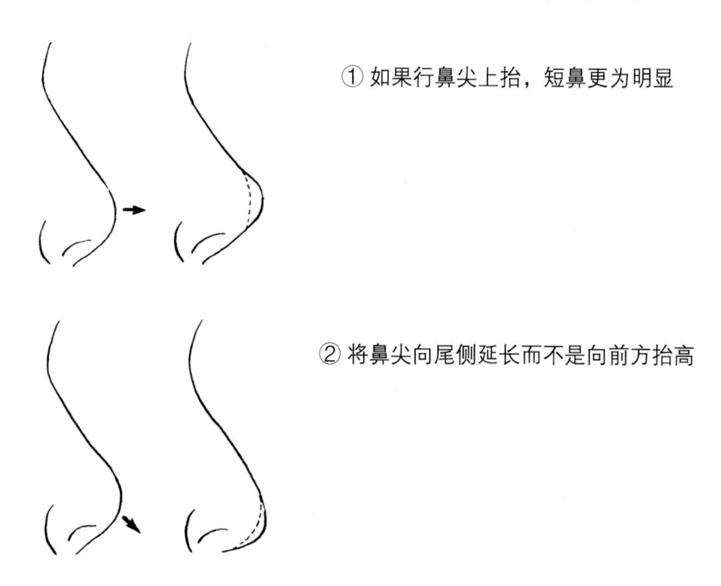

图 2-9-2　短鼻者，不同的鼻尖延长方向对外观的影响

应用耳廓软骨时，用两块组合的耳廓软骨夹住鼻中隔软骨的前缘，将其重叠 3 ~ 5 mm 后进行缝合固定。需要注意鼻尖的延长方向。

除了将耳廓软骨固定于鼻中隔软骨的方法外，也有采用浮动式鼻小柱支柱软骨移植物固定于鼻翼软骨内侧脚的方法，但术后鼻尖容易向头侧移位。

(*_*) 采用浮动式鼻小柱支柱几乎不能获得向尾侧延伸的效果。

5. 缝合鼻翼软骨

将鼻翼软骨缝合固定于肋软骨（或者耳廓软骨）上。然后暂时缝合切口，确定鼻尖的位置之后，根据情况调整缝合固定软骨的位置。必要时，在鼻尖处进行软骨移植（Onlay Graft）。

6. 缝合及包扎

缝合关闭切口，用胶带粘贴固定，并辅助用鼻夹板固定。如果切口有出血倾向，需行鼻腔填塞。如果不出血，无须进行鼻腔填塞。

● 术后处置

术后 1 周取下胶带和鼻夹板，拆除缝线。

● 本术式的优点、缺点以及注意事项

• 在希望将鼻尖抬高的案例中，轻度短鼻的情况较为多见。对于这样的案例，如果单纯上抬鼻尖，上抬后鼻尖容易向头侧移位而加重短鼻的情况，需要加以注意。

(˚o˚) 不宜用 L 形移植物来降低鼻尖。因为采用这种方法数月后，移植物会向上方移动，形成猪鼻样外观或者移植物突破鼻尖处皮肤而外露。

• 采用耳廓软骨代替肋软骨时，其支撑力较差，鼻尖的移动量减小。术后需注意防止鼻尖发生偏斜。

案例展示见图 2-9-3。

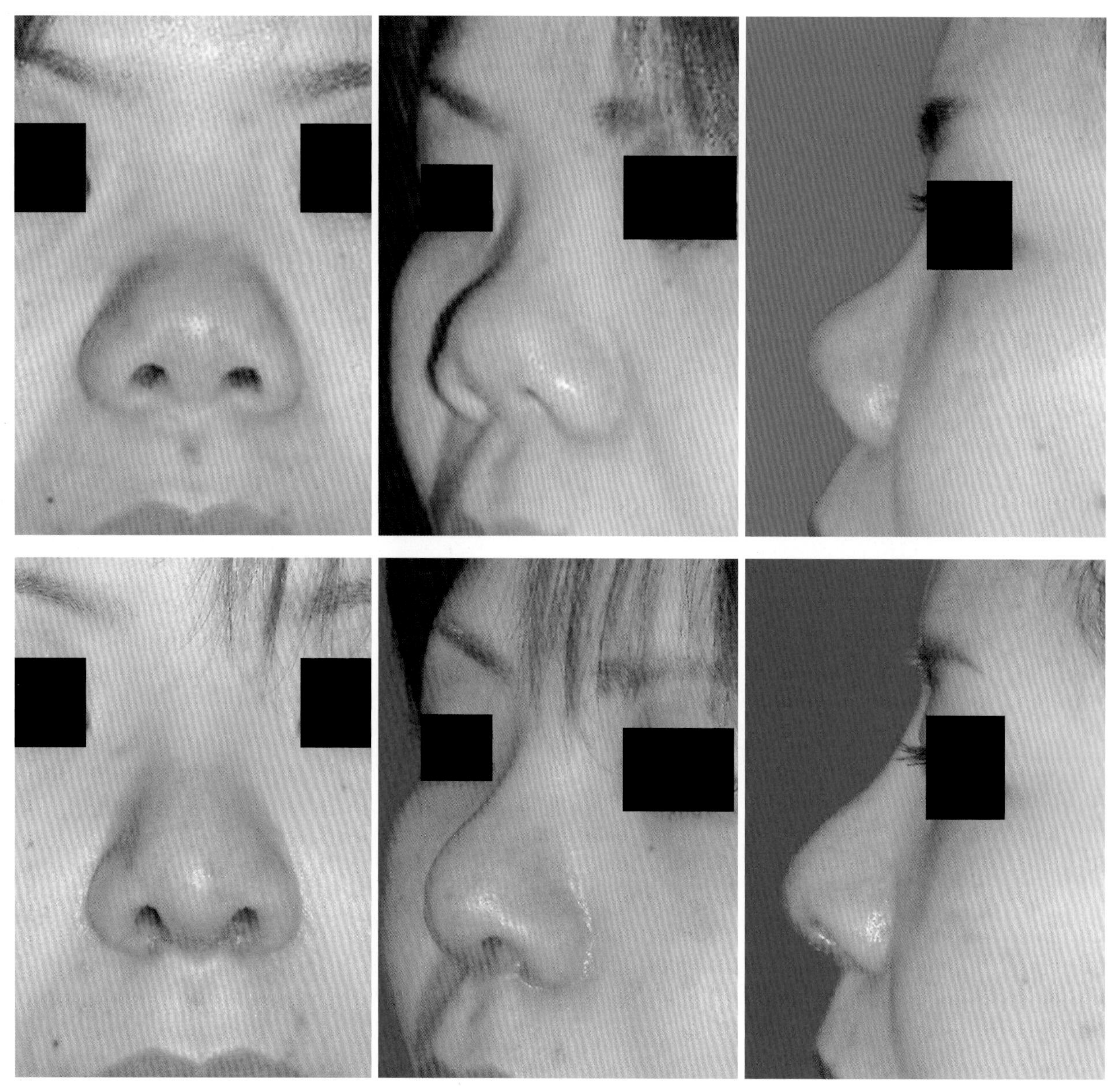

a/b

（a）术前。较低且短缩的鼻背。与鼻翼相比，鼻小柱的位置偏向头侧。鼻尖较大、较圆。鼻尖延长量超过5 mm，采用肋软骨移植

（b）术后。鼻尖和鼻小柱均向尾侧延长，平衡得到改善。还可以采用肋软骨进行隆鼻

图 2-9-3　案例

10 鼻小柱上抬

适应证

鼻小柱向下方突出者。

方法

1. 用手术刀切开

采用两侧鼻翼软骨下切口入路，显露鼻中隔前缘。

2. 切除鼻中隔

用手术刀切除与鼻小柱预期上抬量相同长度的鼻中隔软骨前缘和表面的黏膜（图 2–10–1）。

3. 缝合切口

缝合切口需要考虑软骨的切除量，特别是对于鼻尖部位，切除鼻中隔软骨前缘不会上抬鼻尖。如果上抬不足时，可以从切口处切除鼻翼软骨上缘 1 ~ 3 mm，达到上抬鼻尖的效果。之后由于鼻尖的位置发生了变化，需要注意整体的形态改变。

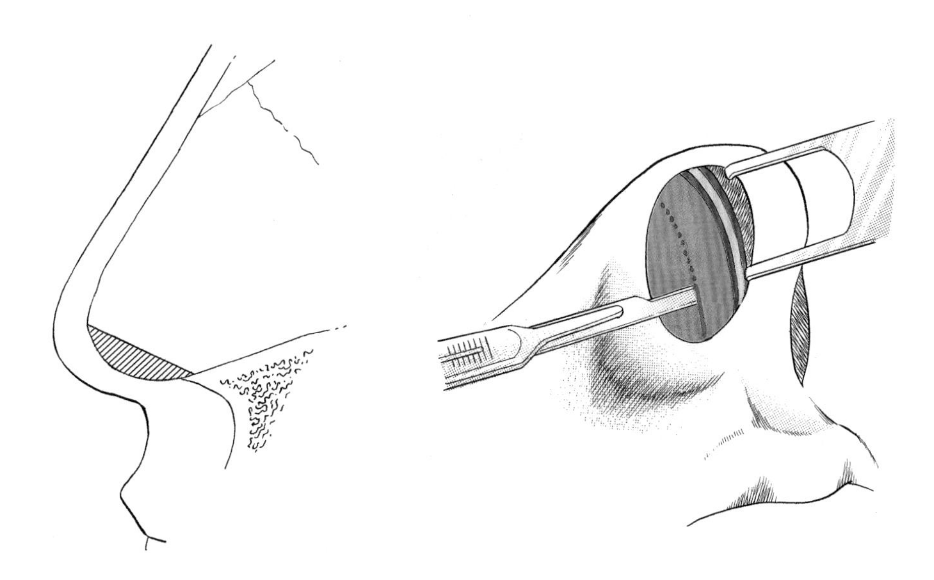

图 2–10–1　切除鼻中隔前缘
同时切除鼻中隔软骨前缘与黏膜

4. 包扎

妥善包扎以调整形态。

●术后处置

术后 1 周取下胶带，拆除缝线。

●本术式的优点、缺点以及注意事项

鼻小柱向下方突出的案例，合并鼻尖下垂的情况较多。因此，仅上抬鼻小柱，有可能发生整体形态不自然的情况。这种情况最好同时行鼻尖上抬。

案例展示见图 2–10–2。

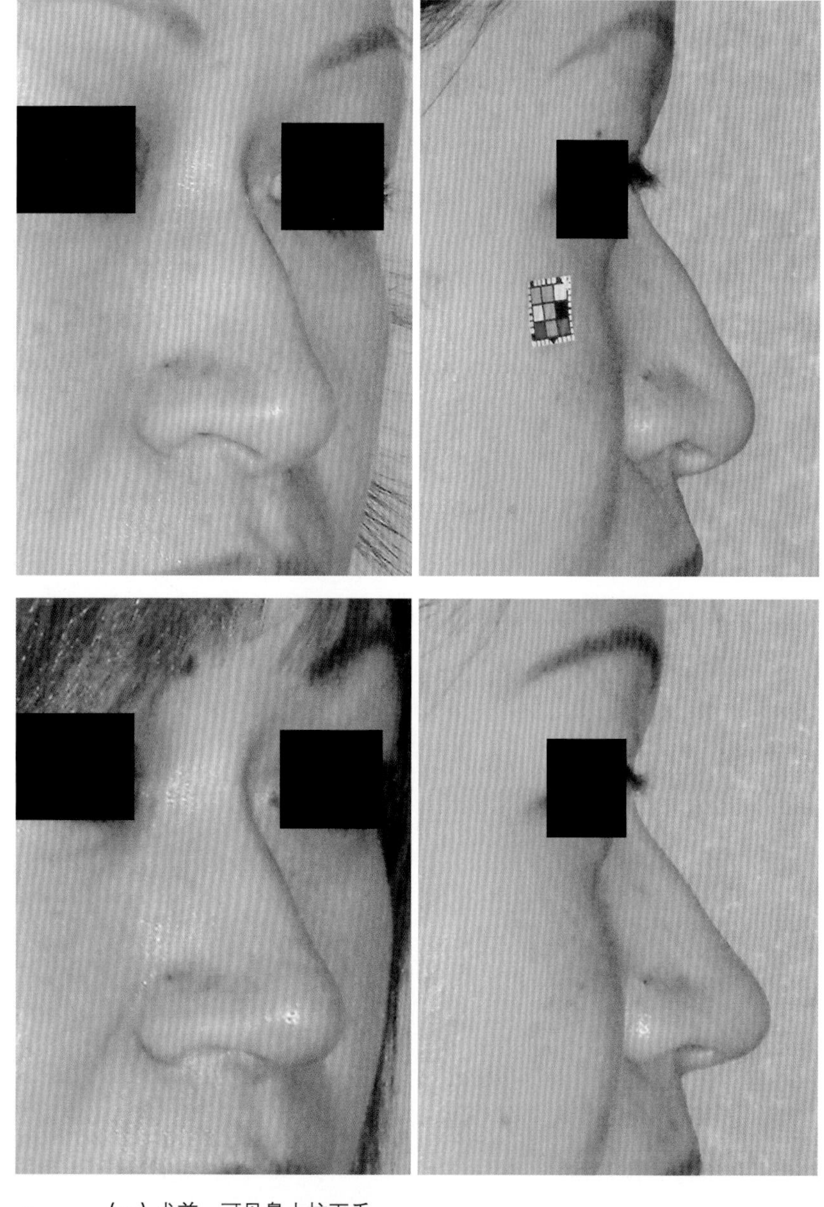

a/b （a）术前。可见鼻小柱下垂
（b）术后。行鼻中隔的尾侧切除，同时上抬鼻小柱，通过耳廓软骨移植行鼻尖上抬。注意鼻尖发生的形态变化

图 2–10–2　案例

11 鼻唇角成形

适应证

鼻唇角为锐角，鼻尖有向下的感觉，鼻小柱根部有下陷感。

鼻小柱处鼻唇角成形手术有两种，可以根据患者的具体情况进行选择：

术式 1：从鼻柱小基底部到上唇的距离较短，在自然张口的状态下，可以看到中切牙露出超过 1/3。这种情况多见于年轻人。对于这种情况，可从口腔内进行切开操作，先从骨膜下分离到前鼻棘，再在鼻小柱皮下进行剥离。剥离降鼻中隔肌和鼻肌的起始部位。在剥离形成的腔隙内植入长方形移植物，确切固定。这样可使鼻小柱处鼻唇角的角度增大，同时可以延长上唇。

术式 2：从鼻小柱基底部到上唇的距离为平均值或超过平均值，在自然张口的状态下，中切牙未露出 1/3 以上。多见于中年以后。对于这种情况，如果切开和剥离降鼻中隔肌和鼻肌，会发生口唇的延长，此时可以采用鼻腔内入路，保留肌肉附着。

方法

术式 1

1. 用手术刀切开

在口腔前庭处切开长度约 15 mm 即可。

2. 骨膜下剥离

行骨膜下剥离，直至前鼻棘。前鼻棘周围组织不做剥离，保留鼻中隔结构。注意不要造成鼻腔黏膜穿孔。

3. 皮下剥离

剥离内侧脚的内面约 5 mm，不需要分开内侧脚。

4. 精细塑形移植物

用手术刀精细塑形移植物。由于需要植入到可移动的部位，因此移植物要尽可能与骨组织贴合（图 2–11–1）。

5. 植入移植物

为了在一段时间内保持移植物的稳定，应用可吸收线将移植物固定于邻近的软组织。

6. 缝合口腔黏膜

缝合关闭口腔黏膜。

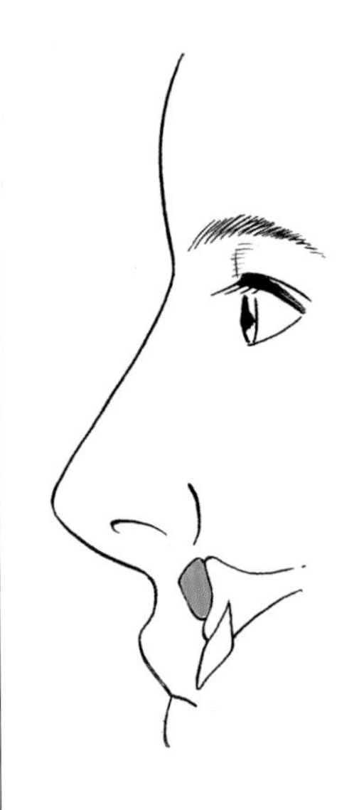

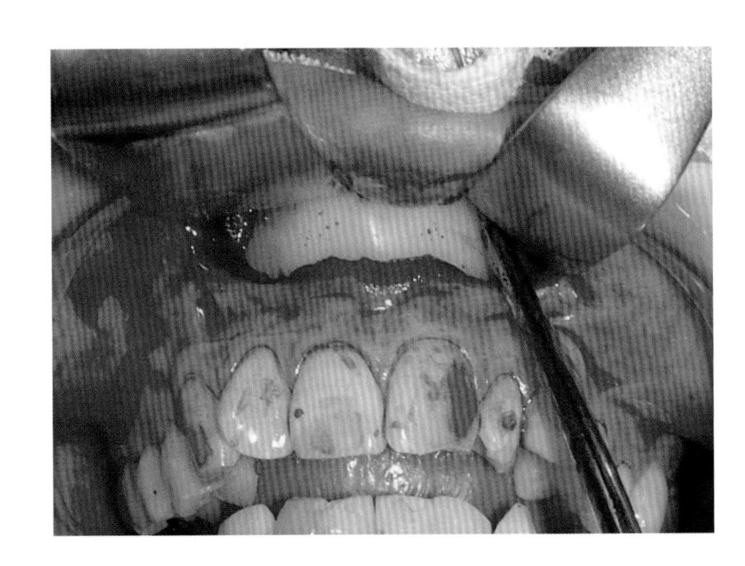

图 2–11–1　向骨膜下植入移植物

方法　术式 2

1. 用手术刀切开

采用单侧鼻翼软骨下切口入路。切口可仅置于内侧脚部位，略微延长至鼻小柱基底部。

2. 内侧脚间剥离

从内侧脚的前面到前鼻棘行长约 10 mm 的皮下剥离。先稍微分开内侧脚下端，无须到达鼻中隔前缘。无须切开降鼻中隔肌和鼻肌在鼻小柱附近的止点，在正中部位停止分离。如果过度切开，中年以上的患者有可能发生鼻唇角过钝及口唇下垂。

3. 精细塑形及植入移植物

用手术刀对移植物进行精细塑形。由于其方向较难控制，因此，常将其塑形成茄子形。调整剥离间隙以轻松植入移植物（图 2–11–2）。

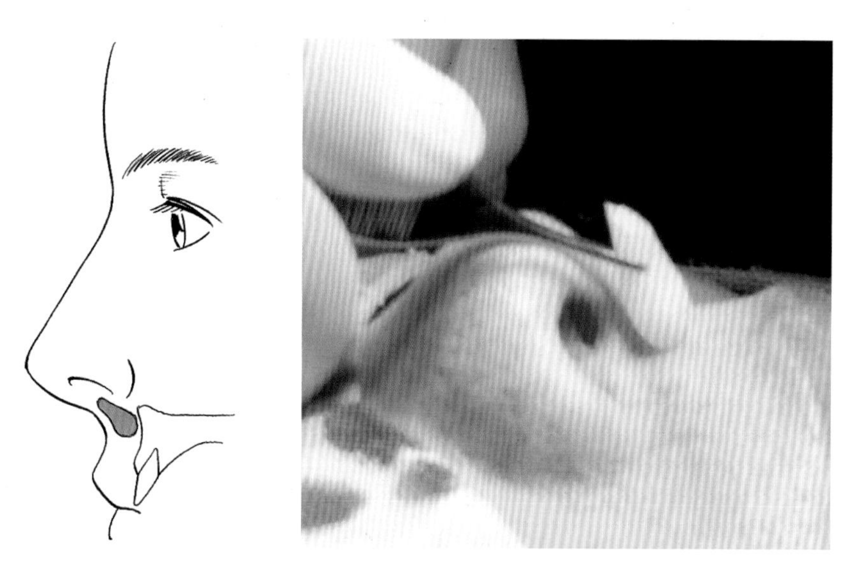

图 2–11–2　在皮下植入移植物

4. 缝合鼻翼软骨

在鼻翼软骨内侧脚缝合 2 针。同时确认鼻小柱基底部是否过宽，如果过宽，需调整移植物，将其缩小。如果形态正常，间断缝合皮肤，特别注意不要过度加压包扎。

术后处置

术后 1 周拆线。

本术式的优点、缺点以及注意事项

中面部凹陷的患者要求行鼻小柱处鼻唇角成形以改善形象者较多。手术较为简单，效果较好。

(ˆ-ˆ) 鼻唇角成形术虽然简单，但效果很好，作者觉得这是有效且经济的手术。

案例展示见图 2–11–3、图 2–11–4。

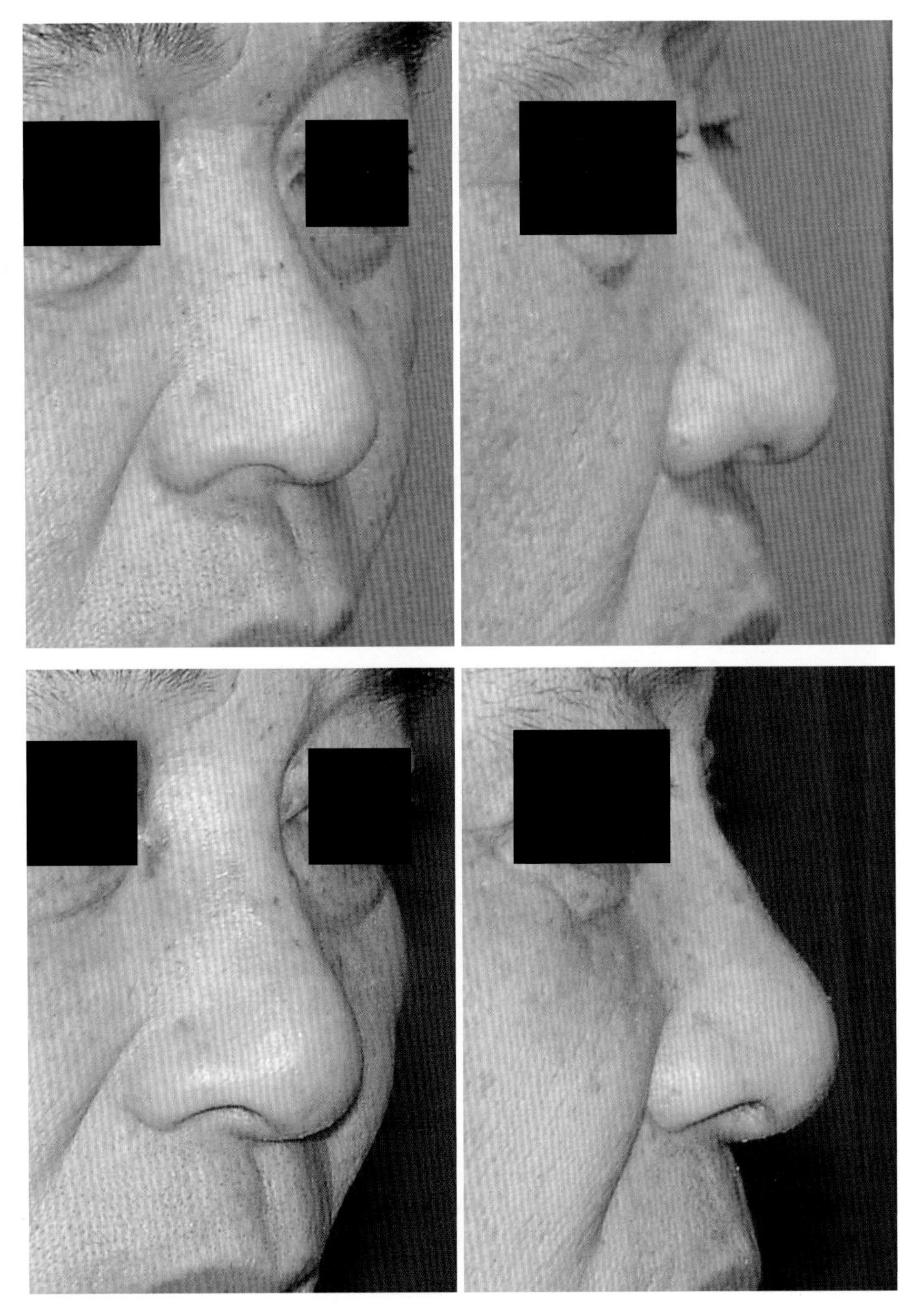

a　（a）术前。鼻唇角小于90°，上唇较长

b　（b）术后。经鼻腔入路，向皮下植入移植物，口唇无变化

图 2-11-3　案例 1（术式 2）

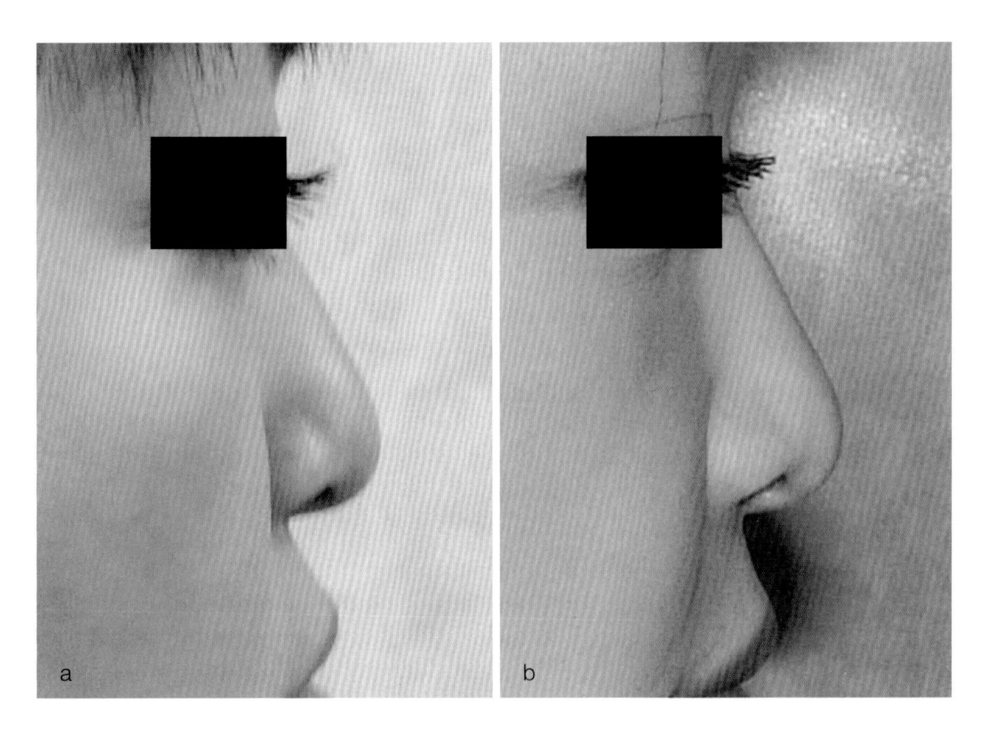

（a）术前　　（b）术后。从口腔内植入移植物，鼻唇角发生变化

图 2-11-4　案例 2（术式 1）

12 鼻翼切除

适应证

鼻翼外扩、鼻翼过宽，希望鼻孔形态纵向较长者。

设计

在进行设计前，从下方仔细观察鼻翼形态，确认两侧鼻翼间最宽的位置是在鼻翼基底部还是在外扩的鼻翼处。鼻翼本身外扩者为 A 型，鼻翼基底部较宽者为 B 型（图 2-12-1）。

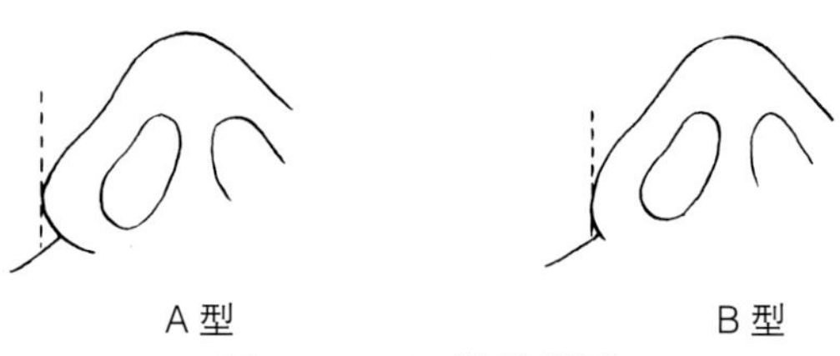

图 2-12-1　鼻翼类型

根据鼻翼类型与手术目的的不同而进行不同的手术设计。手术目的包括以下两点：

（1）正面观鼻翼间距离变窄。

（2）下面观降低鼻翼的弧度，使鼻孔形态接近纵向长椭圆形。

1. 缩窄鼻翼间距离（图 2-12-2）

如果为 A 型，设计全层切除以使鼻翼基底部达到预期的宽度，使鼻翼外扩部分呈近似直线形。

如果为 B 型，在鼻腔底部进行切口线设计。切除量为 2 mm 宽时，可以在鼻腔底部的内侧切开；切除量为 3 mm 以上时，切口线稍绕过鼻翼沟。无须行全层切开。

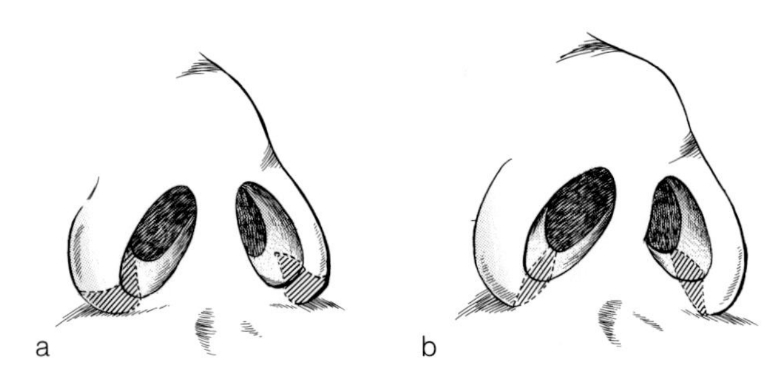

（a）A 型行包括鼻腔底部的全层切开　（b）B 型于鼻腔底部设计切口

图 2-12-2　鼻腔底部的切除方法

2. 降低鼻翼弧度（图 2-12-3）

如果为 A 型，于鼻翼基底部进行切口线设计，切除全层组织。

如果为 B 型，仅切除内侧组织。

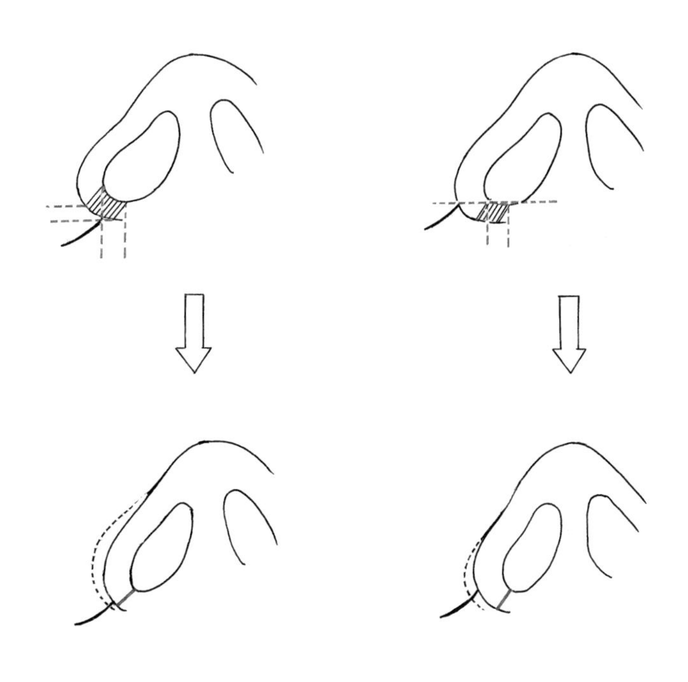

图 2-12-3　降低鼻翼弧度的原理

当切除范围增加时，以上两种方法均可能形成“猫耳”畸形，切除宽度达 4~5mm 时最容易发生。同时，如果切除范围过大，可能破坏自然柔和的圆形鼻翼形态，因此切除范围要适当。切除不足时，可予以补切。

(ˆ-ˆ) 内侧切除时，如果切除过多，缝合处会形成像凹槽一样的外观，特别是从下方观察时更为明显，需要特别注意。

全层切开时，仔细观察鼻翼在鼻翼唇交界处走行的角度，当鼻翼基底部与面颊成钝角时，可保留鼻翼竖起的一小部分（图 2-12-4）。当基底部与面颊成锐角时，无须进行处理，直接在基底部切开。

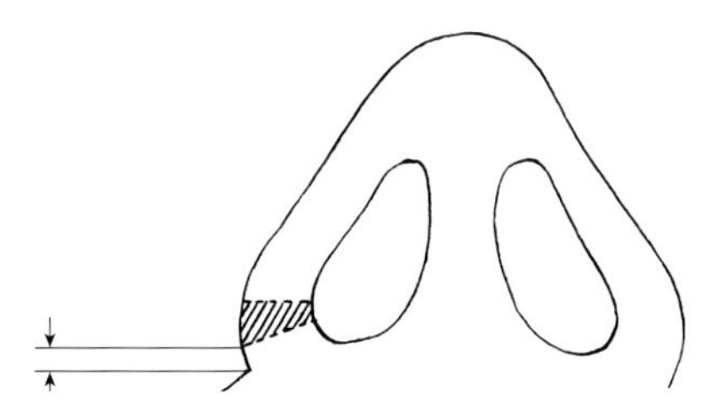

图 2-12-4　鼻翼基底部的切口线

保留少量鼻翼竖起部分有助于获得自然的形态

方法

1. 用手术刀切开

皮脂腺发达的患者，切开方向尽量与皮脂腺平行，防止术后皮脂腺被埋入组织内而使皮脂腺开口受损，引发炎症。用 11 号或 15 号手术刀一次性切开，无须进行皮下剥离。

2. 皮内缝合

确切止血后，皮内缝合 1 ~ 2 针。由于缝合处两侧组织长度存在差异，因此需要进行恰当的缝合以使猫耳组织处于鼻内。如果皮内缝合不当，鼻翼形态有可能出现左右不对称。

3. 缝合皮肤

用尼龙线缝合皮肤。如果无创缘内翻，则无须采用褥式缝合。同时，缝合间距不要过小，打结时不要过紧。如果缝合过密、过紧，有可能因继发皮脂腺炎症而使创口裂开，反而更容易留下缝线瘢痕。从外侧开始缝合时，在鼻孔缘处的长度差异可能会较明显。经调整距离后仍然有较大张力时，可以行双侧鼻翼基底部减张缝合。

4. 双侧鼻翼基底部减张缝合

采用 20 G 导引针或直针，以 4–0 尼龙线或可吸收线于双侧鼻翼基底部之间行减张缝合（图 2–12–5）。缝合后使切除基底部后形成的张力减小，局部变得松弛，易于基底部缝合，减少瘢痕形成。

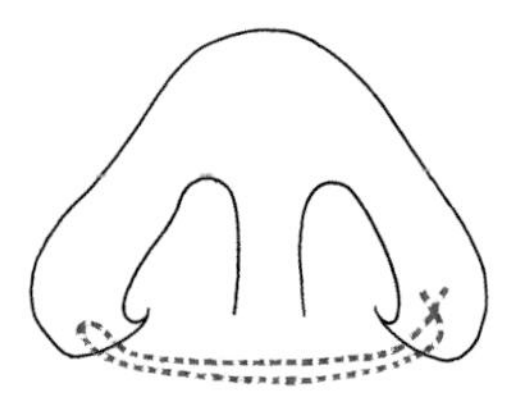

图 2–12–5　双侧鼻翼基底部减张缝合

术后处置

无须特殊包扎。最好在术后 5 天左右拆线。

本术式的优点、缺点以及注意事项

本术式有可能形成较为明显的瘢痕，因此需要充分评估掌握最佳适应证。

效果不满意时的措施

一旦切除过多，想要恢复原状非常困难。如果切除不足，可以再次切除，此时需要进行更为周密的设计，以保证手术效果。

案例展示见图 2-12-6~ 图 2-12-8。

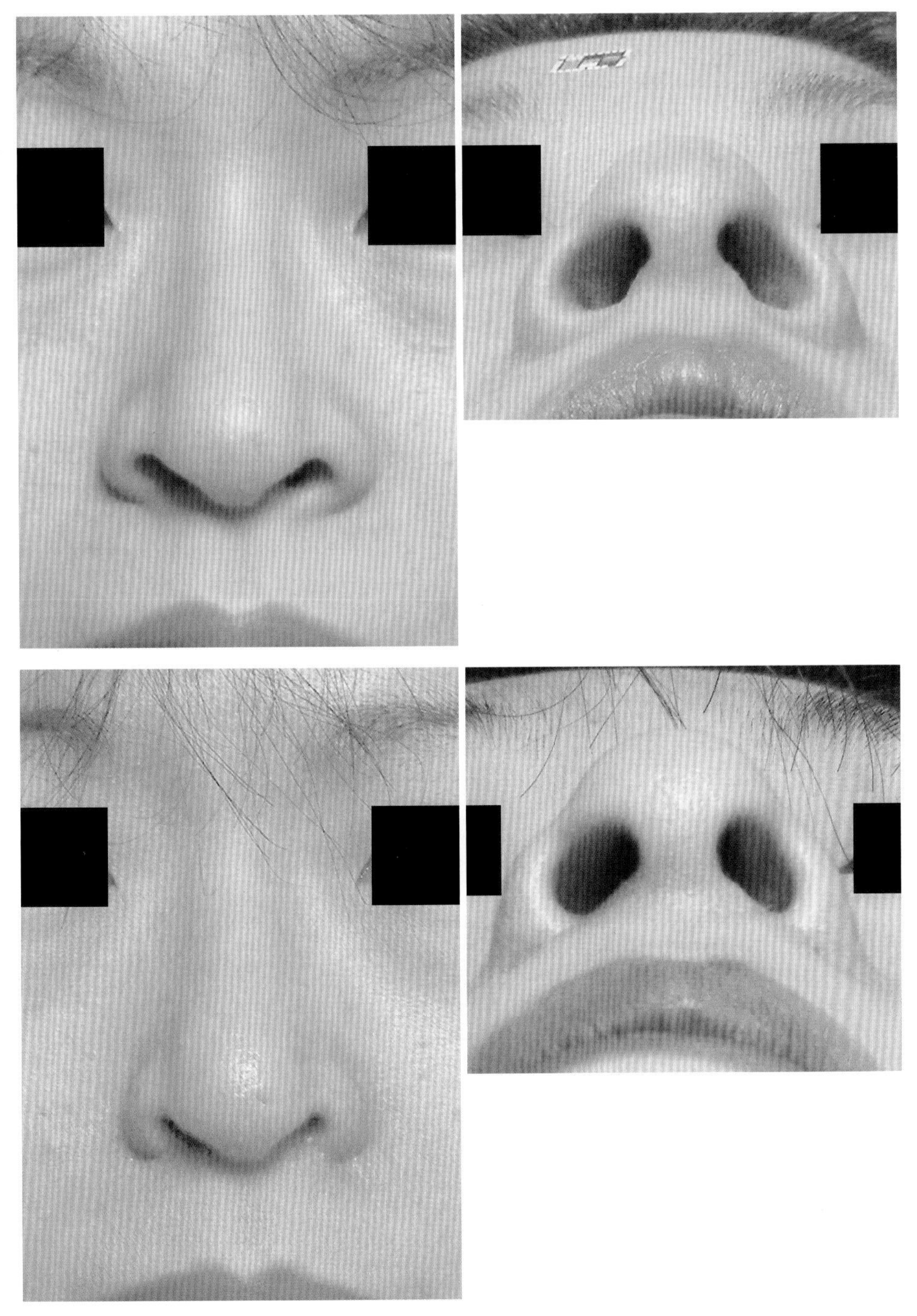

a
b

（a）术前。鼻翼基底部较宽，属于B型。患者希望缩窄鼻翼间距离，将切口设计为在鼻腔底行内侧切除

（b）术后。鼻翼基底部被拉近，鼻翼形态变化较小

图 2-12-6　案例 1

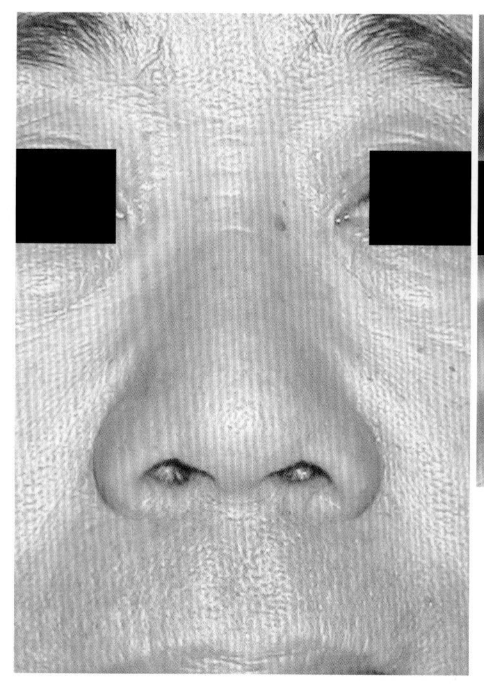

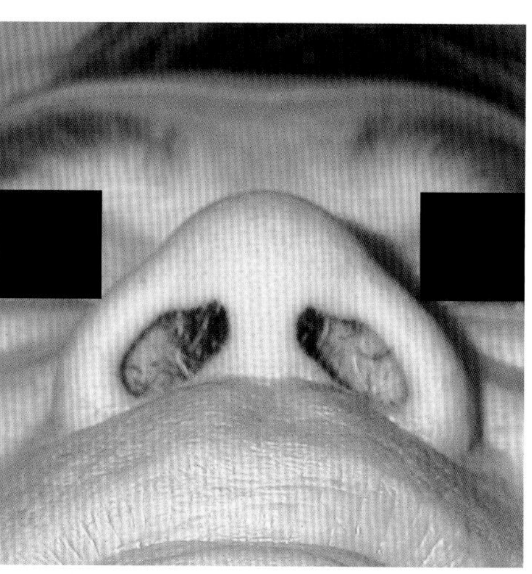

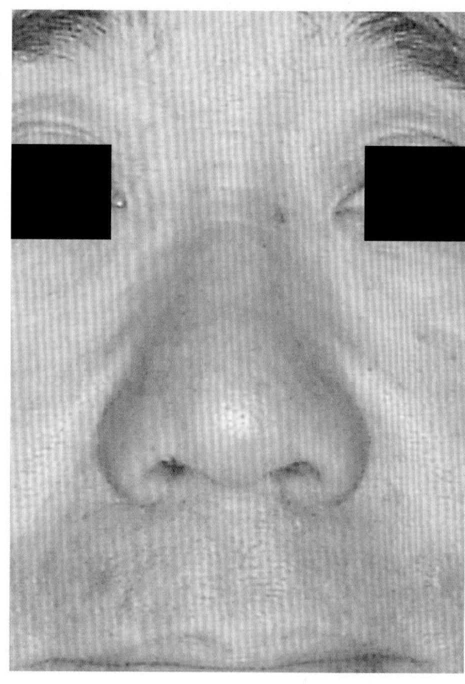

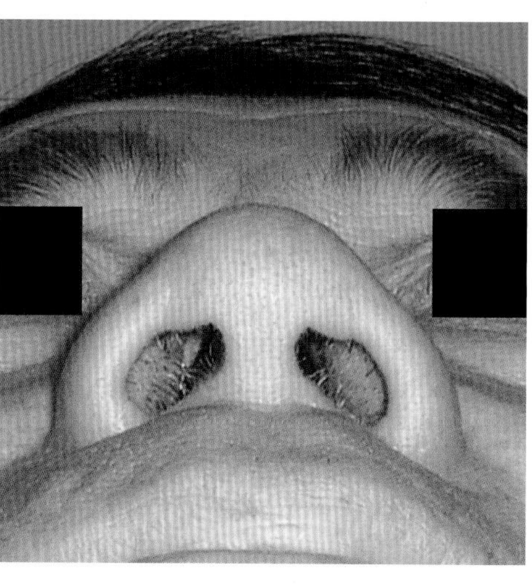

a
―
b

（a）术前。该案例为鼻翼基底部较宽的B型。患者希望缩窄鼻翼间距离，将切口设计为在鼻腔底行内侧切除

（b）术后。由于仅拉近鼻翼基部，从正面观呈现自然的鼻翼沟弧度

图 2-12-7　案例 2

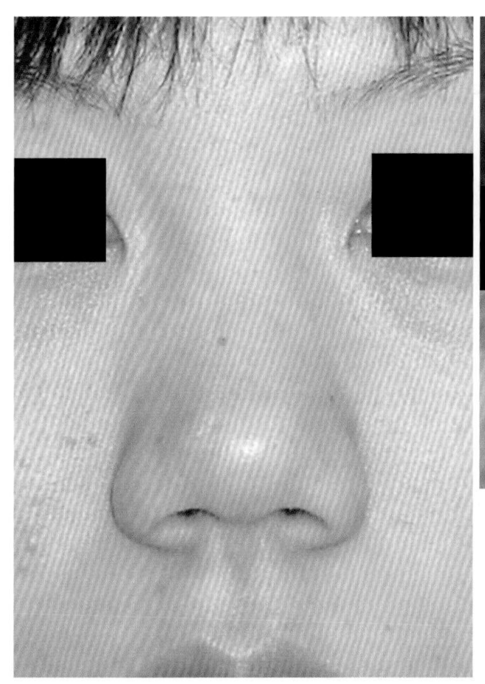
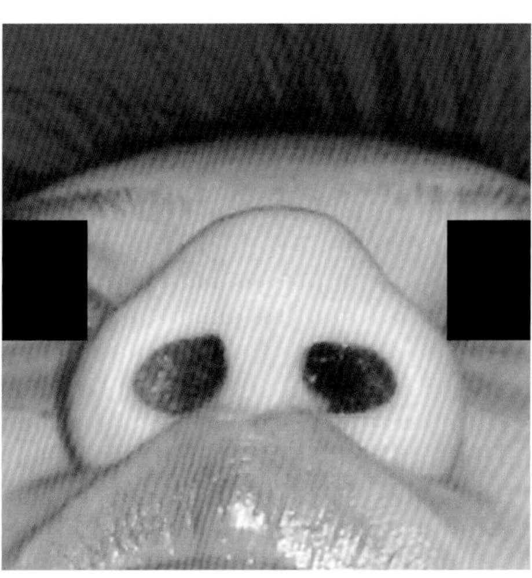
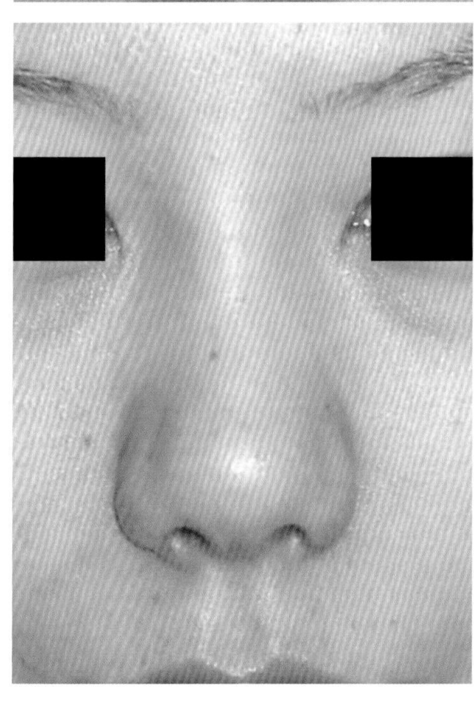
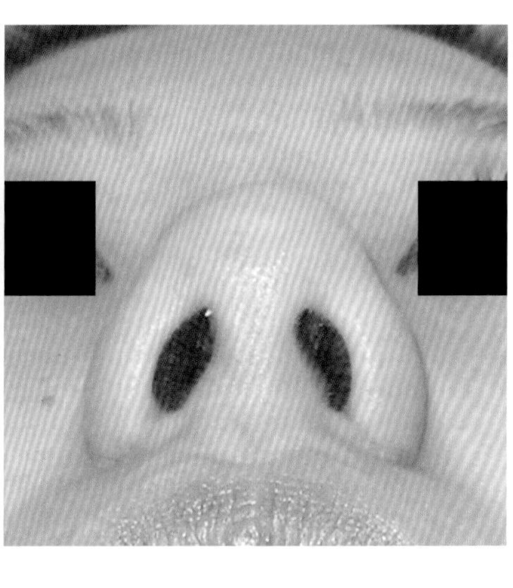

a
b

（a）术前。该案例为鼻翼外扩的A型。患者希望缩窄鼻翼间距离，并改善鼻孔形态。将切口设计为在鼻翼基底部行全层切开

（b）术后。鼻翼外扩的高度和宽度减小，从正面观变窄，从下方观为纵向较长的鼻翼形态。采用硅胶假体移植物进行隆鼻及鼻小柱延长，同时行鼻尖上抬

图 2-12-8　案例 3

13 鼻翼基底部增大

适应证

鼻翼宽度较窄，鼻翼基底部与面颊界限不清，基底部埋入鼻唇沟中者。

方法

1. 切开口腔黏膜

在双侧尖牙区对应前庭沟区黏膜处各设计一长约 15 mm 的切口，全程切开黏膜至骨膜下层。

2. 剥离骨膜

骨膜下剥离至梨状孔边缘附近，形成大小约 15 mm × 25 mm 的间隙。在梨状孔边缘上方和下方进行剥离，注意不要对腔隙表面组织施加过大的张力，注意不要撕裂位于梨状孔边缘内侧的鼻黏膜。

3. 植入移植物

根据上抬量塑形硅胶假体。通常为肾形或新月形，厚度为 5~9 mm。

由于其插入部位较深，因此不必过于精细塑形。但是必须贴合良好（图 2–13–1），否则术后有可能发生移植物移位。如果分离腔隙不太宽，就没有必要固定。

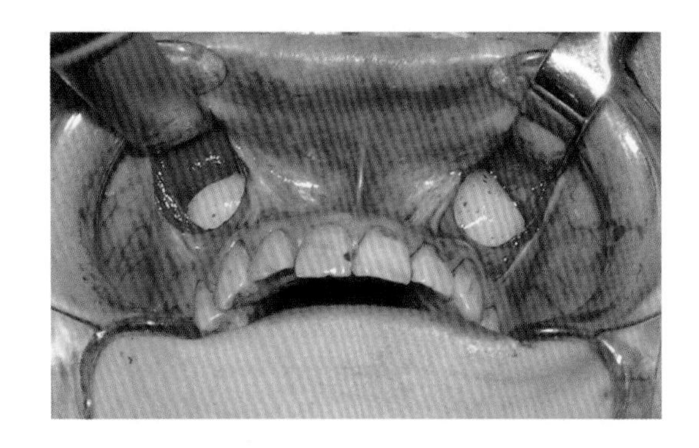

图 2–13–1　向梨状孔边缘植入移植物

4. 缝合

确认鼻部整体外观、鼻孔形态和鼻翼形态良好后，用可吸收线缝合黏膜。

术后处置

无须特殊包扎。

案例展示见图 2-13-2。

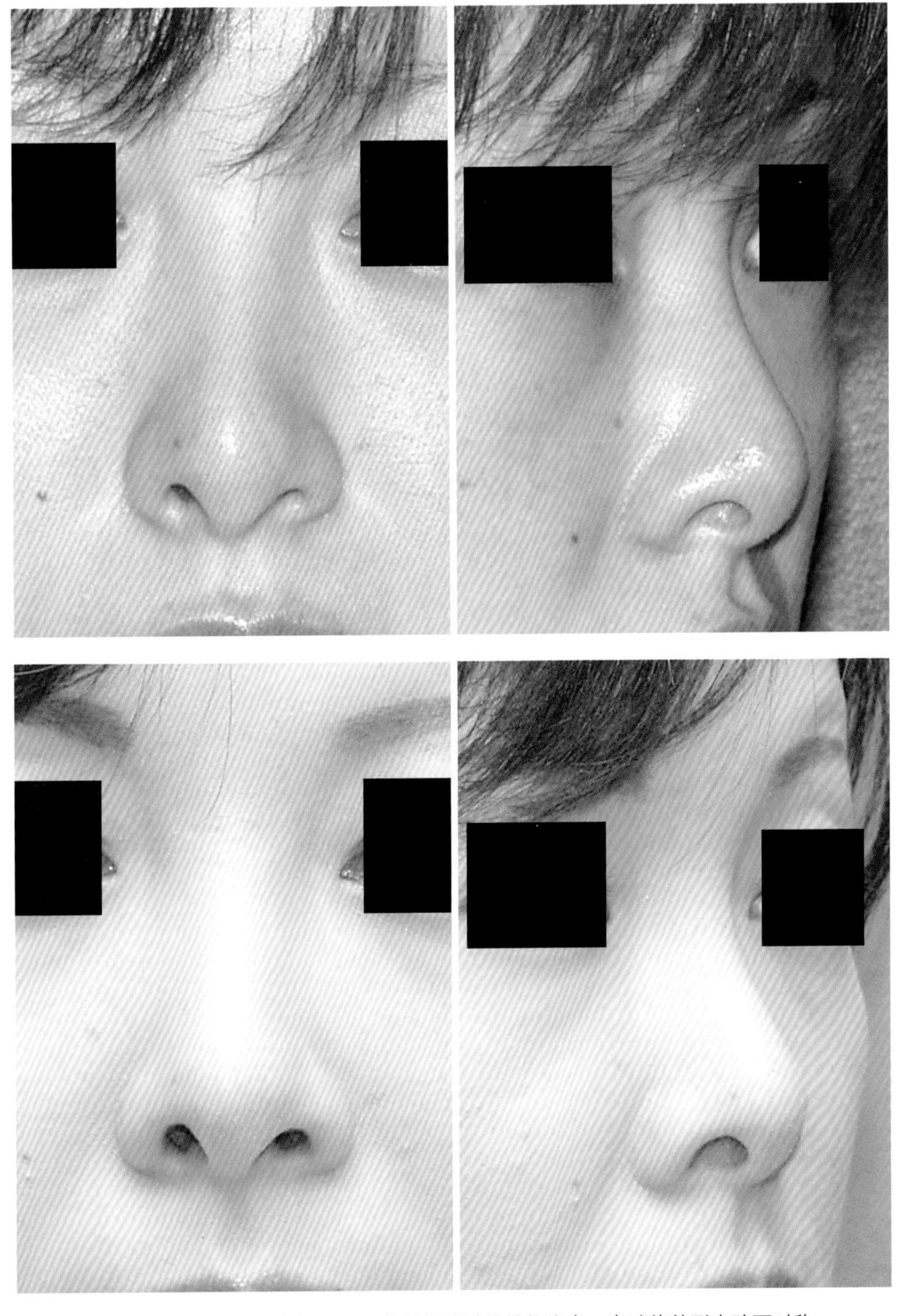

a/b （a）术前。鼻翼宽度较窄，以前曾接受过移植物隆鼻，鼻孔缘的形态略不对称
（b）术后。鼻翼宽度增加，鼻翼基底部上抬，鼻唇沟与鼻翼的平衡关系得到改善

图 2-13-2 案例

14 鼻孔缘延长（复合组织移植法）

适应证

鼻翼较小且从正面可见鼻孔者。

设计

在鼻孔缘内侧、有毛发生长部位与无毛发生长部位的交界区进行切口设计。如果在有毛发生长部位切开，术后有可能显露毛发。

方法

1. 切开皮肤

按照鼻孔边缘切口设计线切开皮肤。

2. 皮下剥离

在确认鼻孔缘可以向下方移位的前提下，逐步进行皮下剥离。在多数情况下此部位皮肤较薄，要仔细操作。在切口两端的皮下部位要进行更广泛的剥离，以避免在下拉鼻孔缘时出现歪斜。鼻孔缘即使进行了广泛的剥离，最多也只能向下移动 2 ~ 3 mm 的距离。

3. 切取耳廓复合组织移植物

尽可能从耳廓前面寻找与鼻孔缘弧度一致的供区（图 2–14–1）。一般大小 20 mm × 5 mm。通常从一侧耳廓切取，之后将其分成两部分，不能获得对称的移植物时，可以从左右耳廓切取。在这种情况下切取移植物的大小为 12 mm × 4 mm。从耳廓前面切开，同时切取皮肤、皮下组织和软骨。拉拢缝合供区部位。

4. 修整移植物

修整移植物的大小和弯曲度，使两个移植物无明显差别。

皮肤收缩后会露出移植软骨的形态，因此对移植物要仔细塑形。同时需要注意鼻孔缘处软骨的塑形。如果此处不规整，鼻孔缘的形态也容易变得不佳。

同时，软三角区周围可能较难与软骨形态适应。需要适度削薄软骨，以适应周围形态。

(ˆ-ˆ) 临床可见移植物与受区形态不匹配的情况，常见于鼻翼严重发育不良时，移植物容易扭曲。

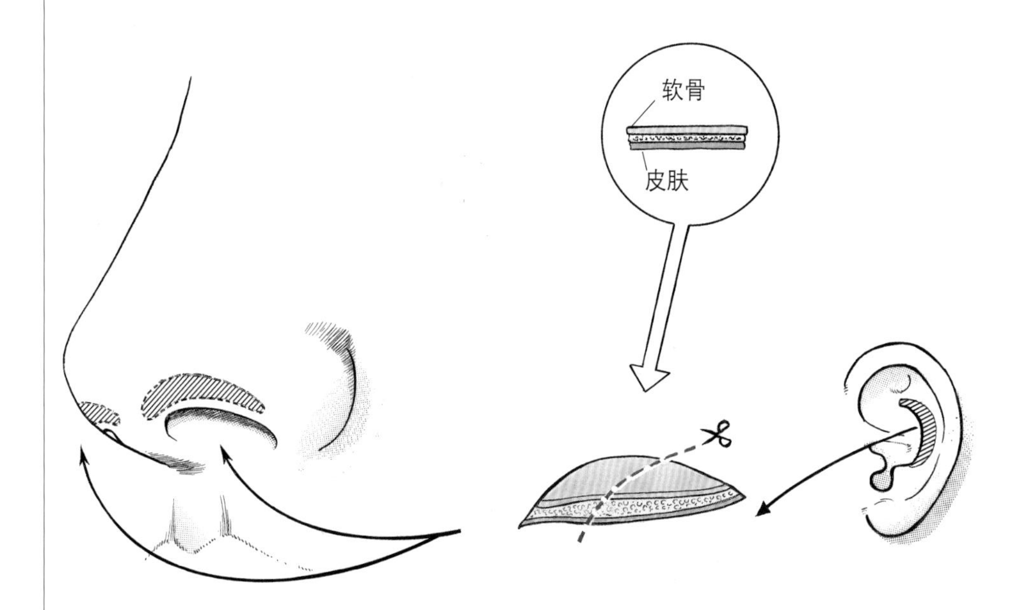

图 2–14–1　采用复合移植物延长鼻孔缘

5. 行皮肤缝合

确认形态良好后行间断缝合。无须放置鼻塑形夹板。

术后处置

保持鼻孔填塞 2 天，之后嘱患者保持休息状态。术后 1 周拆线。如有肿胀，术后 1 ~ 2 周会自然消肿。

本术式的优点、缺点以及注意事项

鼻翼严重发育不良时，术后移植物的一部分有可能从鼻孔露出。可在手术 3 个月后进行矫正。

复合移植物植入后效果一般较好。如出现形态不佳，手术调整须慎重处理。

案例展示见图 2–14–2。

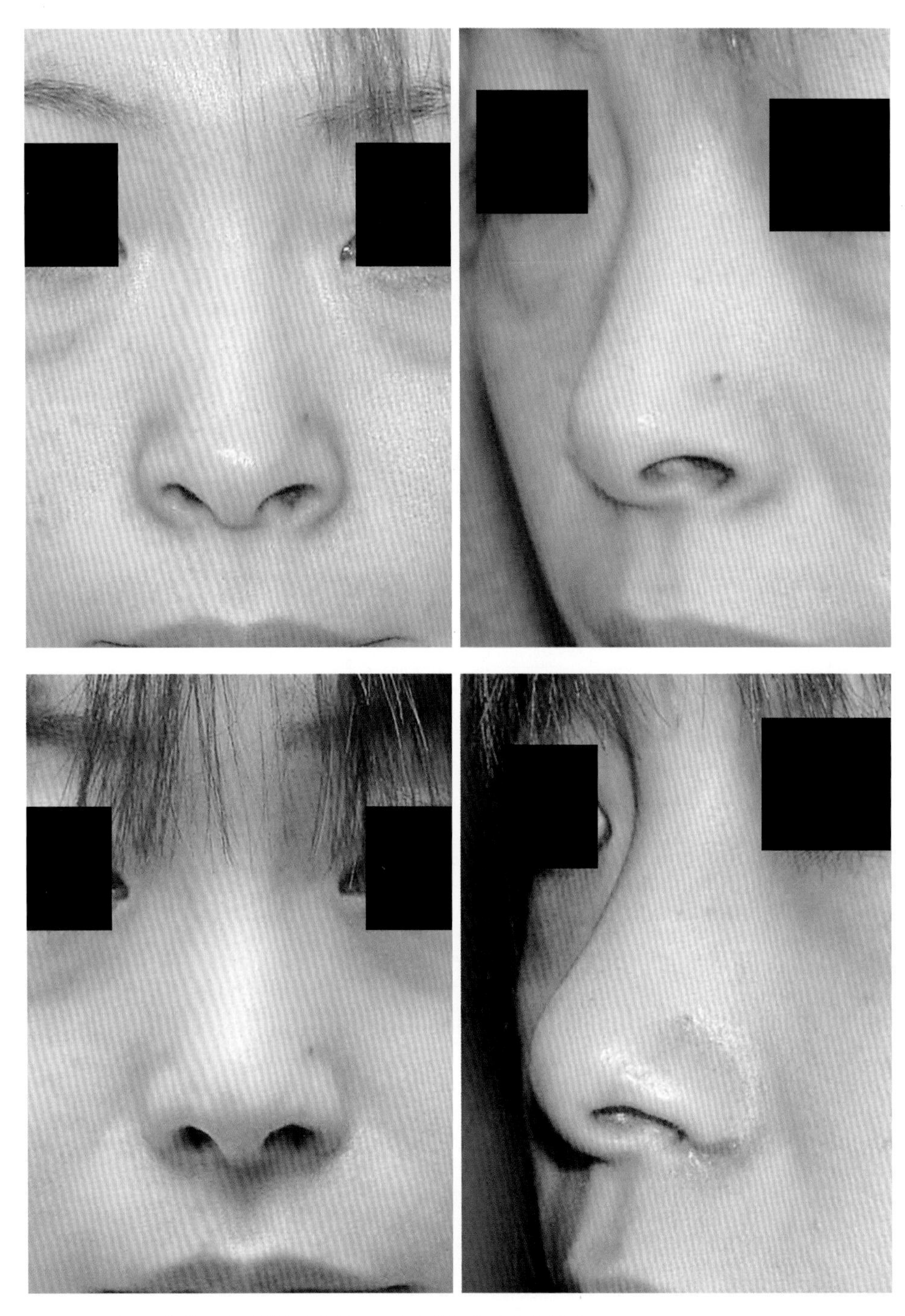

a (a) 术前。鼻孔缘位置过高，正面观鼻前庭显露过多
b (b) 术后。鼻孔缘得到延长，鼻前庭显露减少。同时对患者进行了鼻翼切除术

图 2-14-2 案例

15 鼻尖和鼻翼延长

适应证

适用于鼻部长度较短、鼻孔向前上方外露者，还适用于鼻翼部移动性较差、鼻尖和鼻小柱延长矫正较为困难的案例。

方法

1. 用手术刀切开后进行皮下剥离

经鼻小柱处切开，皮下剥离至鼻骨下端，并在鼻翼软骨间进行剥离。

2. 切取鼻中隔软骨

显露鼻中隔软骨前缘，切取鼻中隔软骨。鼻中隔前缘通常保留宽约 10 mm 的软骨，在其后方使用鼻中隔软骨刀切取软骨。一般切取软骨长约 15 mm，宽约 10 mm（如果可能，宽度尽可能取至 15 mm）。

3. 在鼻尖处植入软骨

将移植软骨朝向鼻尖方向放置，使其与鼻背线方向一致，反复确认其放置角度。应用 25 G 注射针头，将移植软骨暂时固定于鼻中隔软骨，用尼龙线缝合固定 2 ~ 3 针。切取的鼻中隔软骨如果宽度足够，可以将其分成两块，重叠夹住鼻中隔软骨后进行固定（图 2–15–1）。

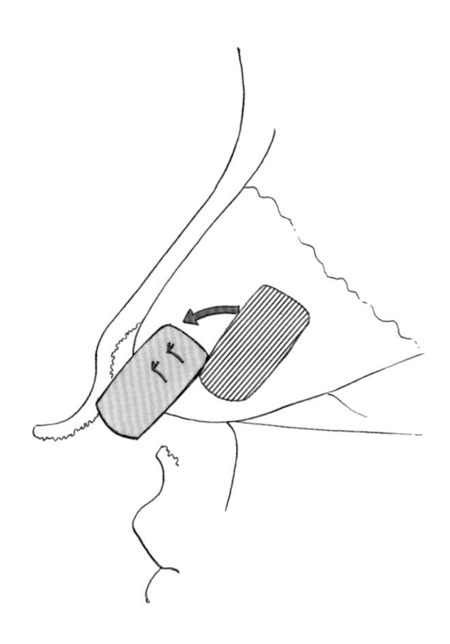

图 2–15–1　鼻中隔软骨的固定

固定切取的鼻中隔软骨。由于皮肤闭合时会对其施加向下方的压力，因此，固定时要略微朝上

4. 确定鼻尖的位置

暂时缝合鼻小柱切口处，确定鼻尖的位置。鼻尖延长或降低的程度取决于皮肤的延展性。如果延长过度，鼻尖会发生偏位，因此，要注意适度延长。

5. 切取耳廓复合组织移植物

鼻尖延长后，会在皮肤切开部位形成全层缺损。在该缺损处行耳廓复合组织移植。尽量从耳廓切取与缺损部位弧度相一致的移植物。同时切取部分耳廓软骨用于鼻尖移植。

6. 移植组织

首先将耳廓软骨置于已固定的鼻中隔软骨尖端，调整鼻尖形态（图 2–15–2）。植入软骨的目的是使鼻尖部位保持适度的张力，软骨一般修整为圆形。

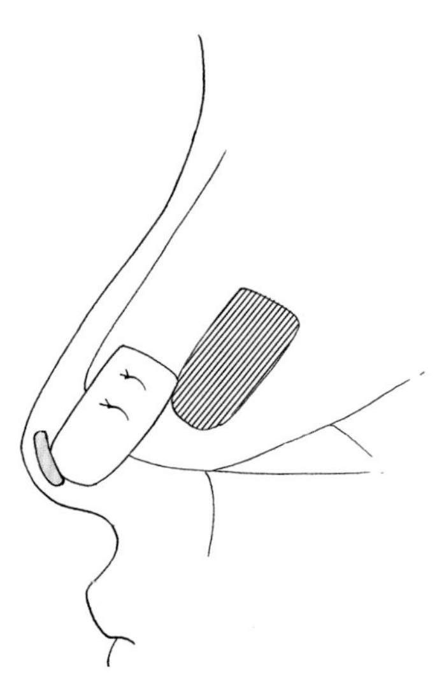

图 2–15–2　暂时性缝合以确定鼻尖形态

闭合皮肤，向鼻尖处植入软骨，确认鼻中隔软骨没有偏斜。如果过度操作，可能使鼻尖偏斜

之后在两侧缺损部位缝合固定从耳廓切取的复合组织移植物（图 2–15–3）。如果由于移植物弧度存在左右差异导致鼻尖发生偏位，可以在切割软骨的同时进行调整。

最后确认鼻部整体的平衡以及鼻尖的形态，确定外观良好后，关闭切口。

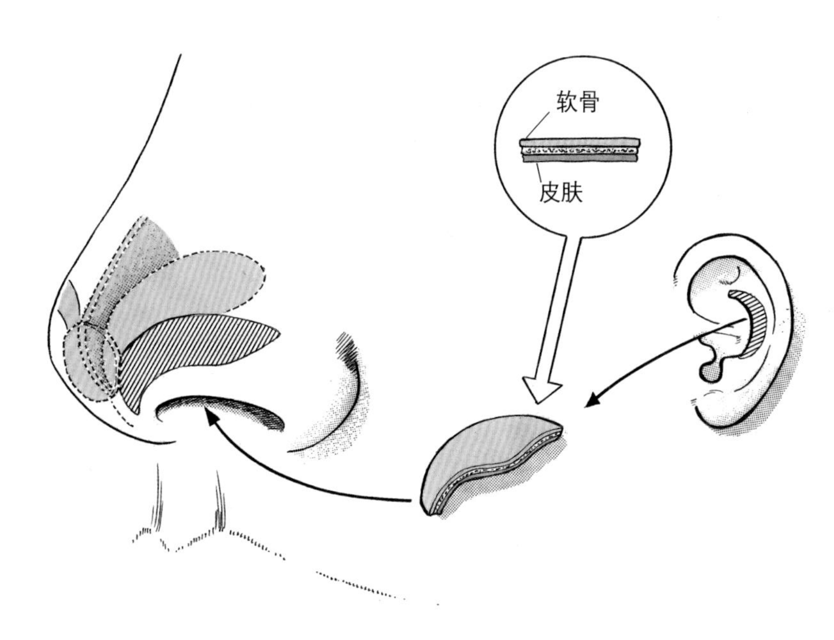

图 2–15–3 复合组织移植延长鼻孔缘

在切开后形成的全层缺损处行耳廓复合组织移植

7. 包扎

贴胶带，放置固定夹板。鼻腔内填塞，或将含抗生素软膏的纱布放置在移植片上，衬垫纱布垫枕后打包固定。

术后处置

术后 4 天更换含抗生素软膏的纱布。术后 1 周取下鼻固定夹板，拆线。

本术式的优点、缺点以及注意事项

注意表面皮肤的厚度及其所支撑的软骨硬度。如果过度强行调整形态，术后会发生变形，因此延长要适度。

案例展示见图 2–15–4。

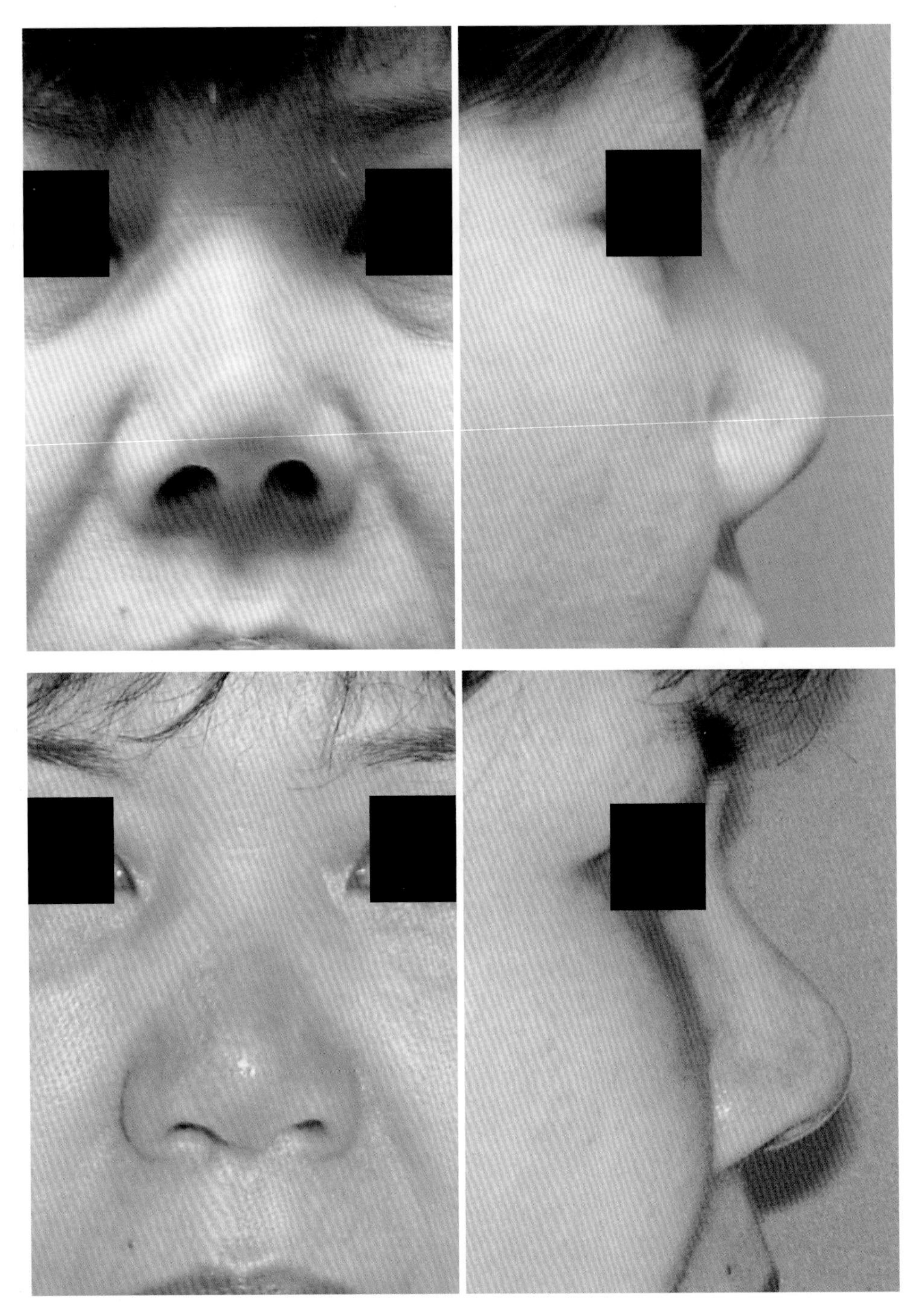

a/b （a）术前。此患者为短鼻，假体隆鼻后短鼻状况加重。去除假体后，行鼻尖和鼻翼延长
（b）术后。与术前相比，鼻尖略向左偏依然存在，但是鼻尖已明显向前下方移位，鼻孔外露减少

图 2-15-4　案例

16 鼻孔缘上抬

适应证

适用于鼻翼较大，且侧面观难以见到鼻小柱者。或者与鼻小柱相比，鼻翼在尾侧，鼻翼肥厚且过圆者。

切口线设计

在拟上抬鼻孔缘的位置设计切口线，通过所设计切口行鼻翼缘组织楔形切除（图 2–16–1）。

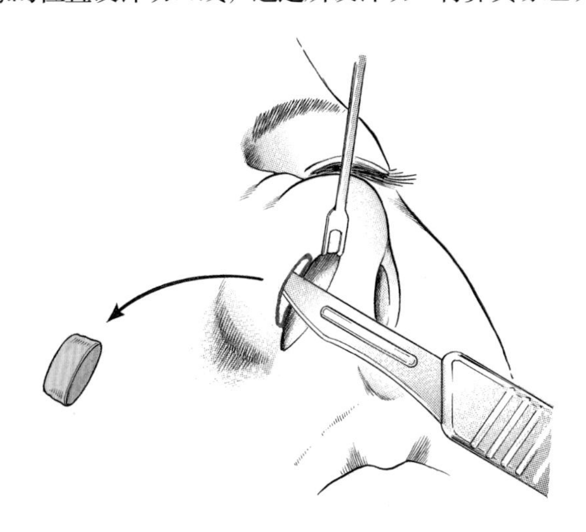

图 2–16–1　鼻孔缘组织的部分切除

用 11 号手术刀切开，楔形切除鼻翼缘组织

方法

1. 切开与组织切除

按切口线设计切开皮肤，以 4 ~ 5 mm 深度行皮肤和皮下组织楔形切除。由于两端“猫耳区”皮下厚度变化较大，因此需要仔细修剪。

2. 缝合皮肤

缝合时不宜过紧、过密。

术后处置

无须特殊包扎，术后 5 ~ 7 天拆线。

●本术式的优点、缺点以及注意事项

如果切除范围过大，有可能形成较明显的“猫耳”畸形，使鼻孔缘形态不佳。

案例展示见图 2-16-2。

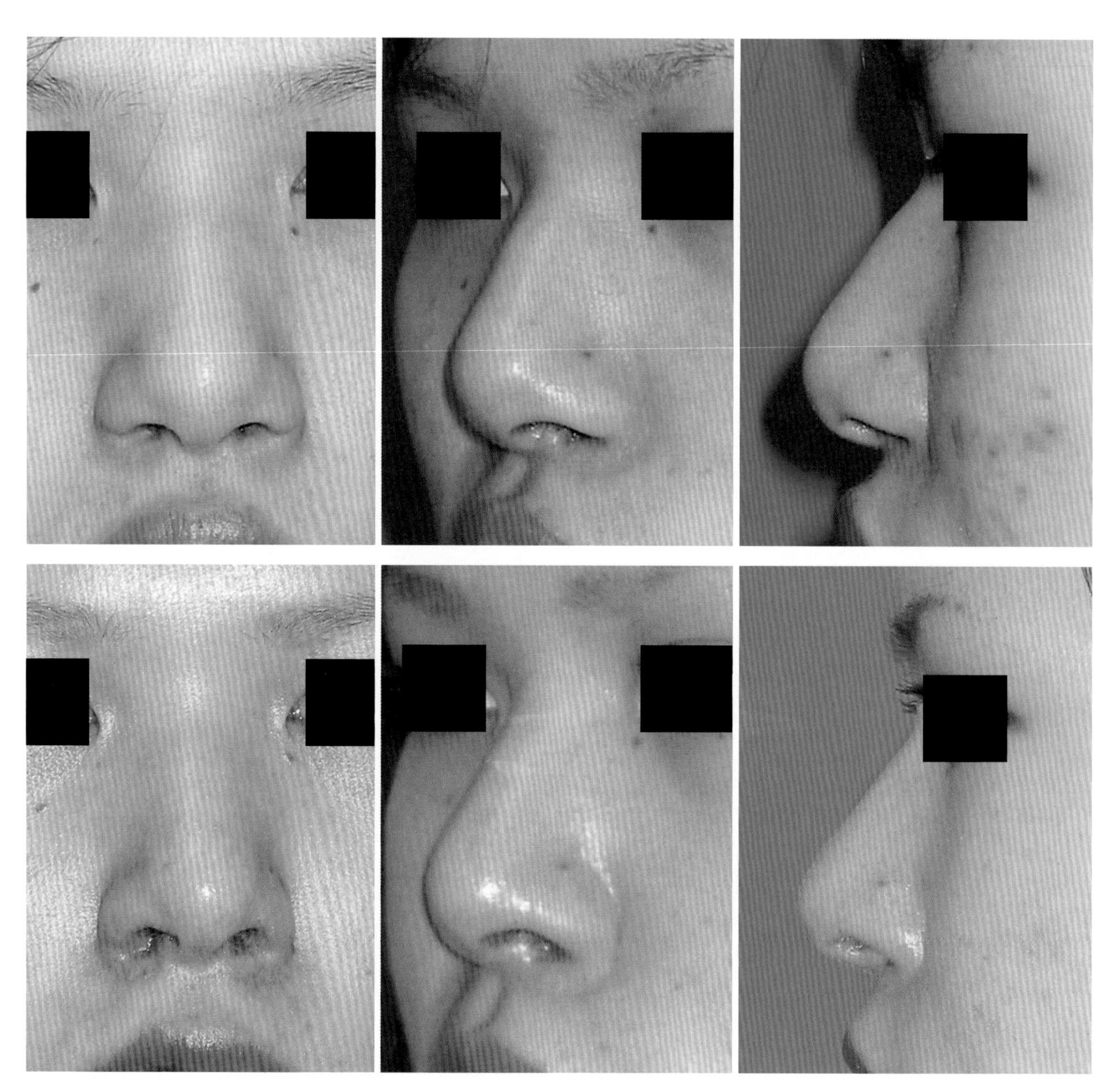

a （a）术前。鼻翼厚度较为均匀，侧面观鼻翼缘呈直线形，略位于鼻小柱尾侧

b （b）术后。上抬鼻翼下缘，鼻孔缘变得圆润

图 2-16-2 案例

17 鼻骨截骨

适应证

适用于鼻背和鼻根部较宽而希望变窄者。

手术

根据行内侧和外侧截骨时的骨凿入路分为经鼻腔截骨和经皮肤截骨两种。

经鼻腔截骨有以下问题：① 骨凿的方向由最初进入时的角度所决定，操作中改变方向较难。② 按照上颌骨表面的切线方向，也就是骨凿按照与面颊部表面平行的方向凿骨较为困难。③ 如果不进行鼻腔黏膜剥离，会发生大量出血。④ 剥离鼻腔黏膜前，需要进行确切的局部麻醉。

从皮肤入路能够解决以上问题：① 能够较为自由地设计截骨线（图 2–17–1），截骨过程中可以进行随时调整。② 按照与上颌骨表面相切的方向插入骨凿较为容易。③ 如果不从鼻腔侧凿骨，即使不剥离鼻腔黏膜，出血也较为轻微。④ 局部麻醉较为容易。

皮肤入路的缺点是可能产生皮肤瘢痕。

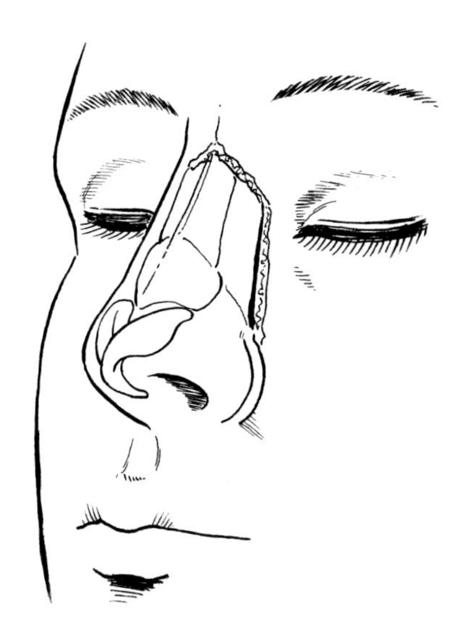

图 2–17–1　鼻骨的截骨线

1. 手术入路

采用单侧鼻软骨间切口，联合双侧鼻内梨状孔缘切口，辅助 3 处 2 mm 长的皮肤切口。

2. 切开和剥离

按切口线设计切开后剥离，注意内眦动脉，行外侧截骨部位的骨膜下剥离。一般剥离宽度 5 ~ 6 mm 即可。

3. 行外侧截骨

使用 2 mm 的骨凿截骨，截骨部位位于上颌骨额突，而不是鼻骨。注意避免损伤内眦动脉，骨凿的尖端位于骨膜下层。截骨时，为了避免出现截骨后高低不平，骨凿尽量从与上颌骨表面平行的位置置入（图 2–17–2）。骨凿刚开始时是斜着进入，容易滑动，不易固定位置，要有意识地将骨凿尾部下压，使其方向与骨表面平行。

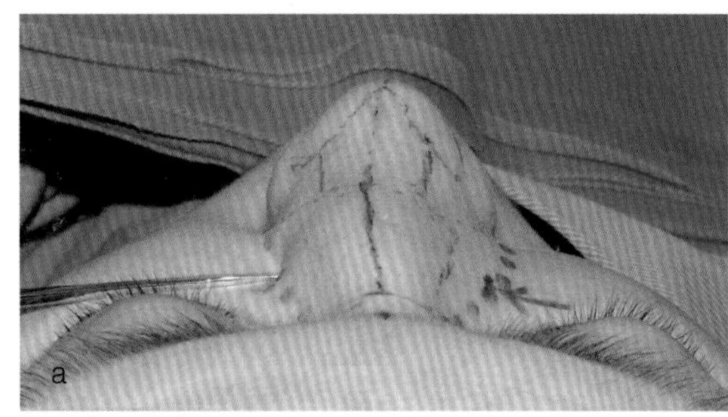

（a）尽量与上颌骨表面平行插入骨凿　（b）这样的角度有可能影响截骨线的角度

图 2–17–2　骨凿的插入方向

从外侧开始截骨，首先在截骨线表面轻凿形成凹槽。完成整个凹槽后，进行完全截骨。截骨部位的尾侧较薄，头侧厚且硬。在骨组织较厚的部位，不是直接敲入骨凿后拔出，而是一点点深入凹槽，逐渐凿开（图 2–17–3）。直到最后在最厚的骨组织处可以垂直敲入骨凿。注意体会骨凿进入鼻腔侧时有落空的感觉。避免骨凿进入过深，防止撕破鼻腔黏膜，减少出血。在行头侧截骨时，注意不要损伤内眦韧带和泪囊。

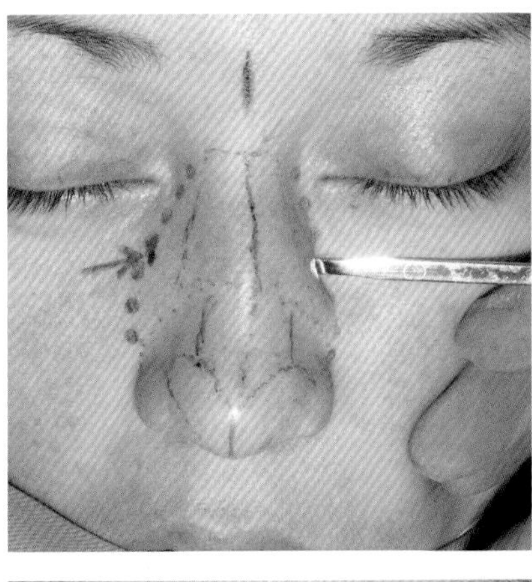

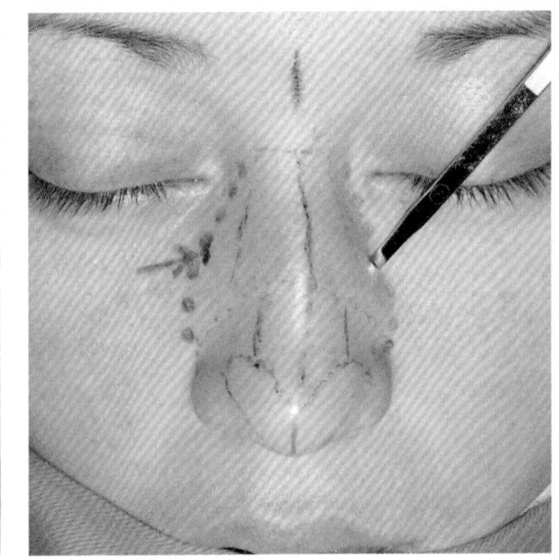

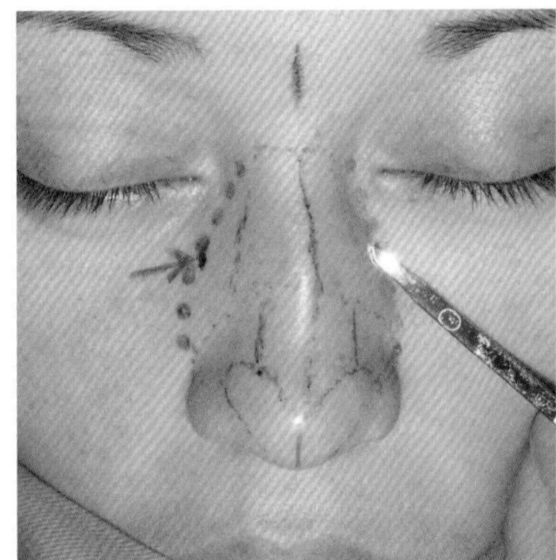

a | b
c

（a）不要一次性凿入骨凿
（b）骨质较薄，易于进入尾侧
（c）头侧骨质厚且硬

图 2-17-3　外侧截骨

4. 行额鼻缝处截骨

由于该部位的骨质较厚且较硬，不需要完全截断骨质，仅以骨凿形成 2 ~ 3 mm 深的凹槽即可。由于此处是以铰链状进行塑形，几乎没有移动，因此仅形成凹槽即可避免出现非预期的骨折。如果从鼻根的最低点鼻根点（Nasion）头侧截骨，需要防止骨片在截骨线处移位（图 2-17-4）。

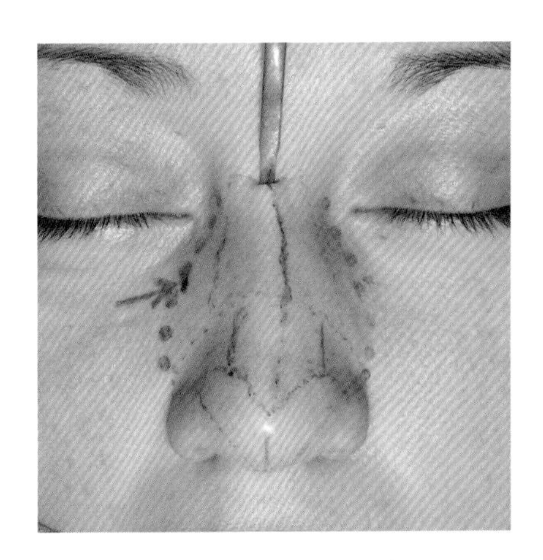

图 2-17-4　鼻根部截骨

5. 两侧鼻骨间截骨

一般情况下，带有保护引导头的骨凿对于大多数亚洲人来说过大，因此可以采用 4 mm 宽的骨凿进行操作。由于鼻骨骨缝处强度较低，因此仅轻轻地敲打即可凿开。注意不要伤及皮肤的深面。仅一侧截开后骨片即可移动。在此内侧截骨前，确切剥离鼻腔黏膜可以减少出血。

6. 骨块移动塑形

最后，用手指或鼻骨复位钳轻推额鼻缝处使其发生青枝骨折。骨片移位塑形。如果骨片移动较大，有可能损伤鼻腔黏膜，引起出血。

用可吸收线缝合鼻腔内的创口。皮肤切口一般长度仅为 2 mm，可不必缝合。

术后处置

包扎后，使用 1.5 mm 厚的鼻夹板进行外固定。一般不需要进行鼻腔填塞。如果有出血，可塞入纱布卷止血，但不要塞满。注意尽量减少对鼻腔黏膜的损伤。

要仔细塑形鼻夹板，因为其形状决定矫正后的外观。制作要点是避免鼻背部过度受压，特别是如果较窄，容易造成鼻骨下端过度矫正。同时，由于较大的鼻夹板受表情肌的影响容易移动，因此鼻夹板整体不能过大。

术后第 2 天去除鼻腔填塞物。术后第 4 天取下鼻夹板，检查鼻部形态。如果有问题可以进行再次矫正，一般在局部麻醉下进行。如果没有问题，再次应用鼻夹板进行外固定，术后 7 天可以洗脸、触碰鼻部。嘱患者术后 1 个月内不要接受较强的刺激和外力。

本术式的优点、缺点以及注意事项

鼻骨即使未完全从皮肤上剥离，只要骨片有轻微的裂开，也可以应用鼻夹板进行塑形。

案例展示见图 2–17–5。

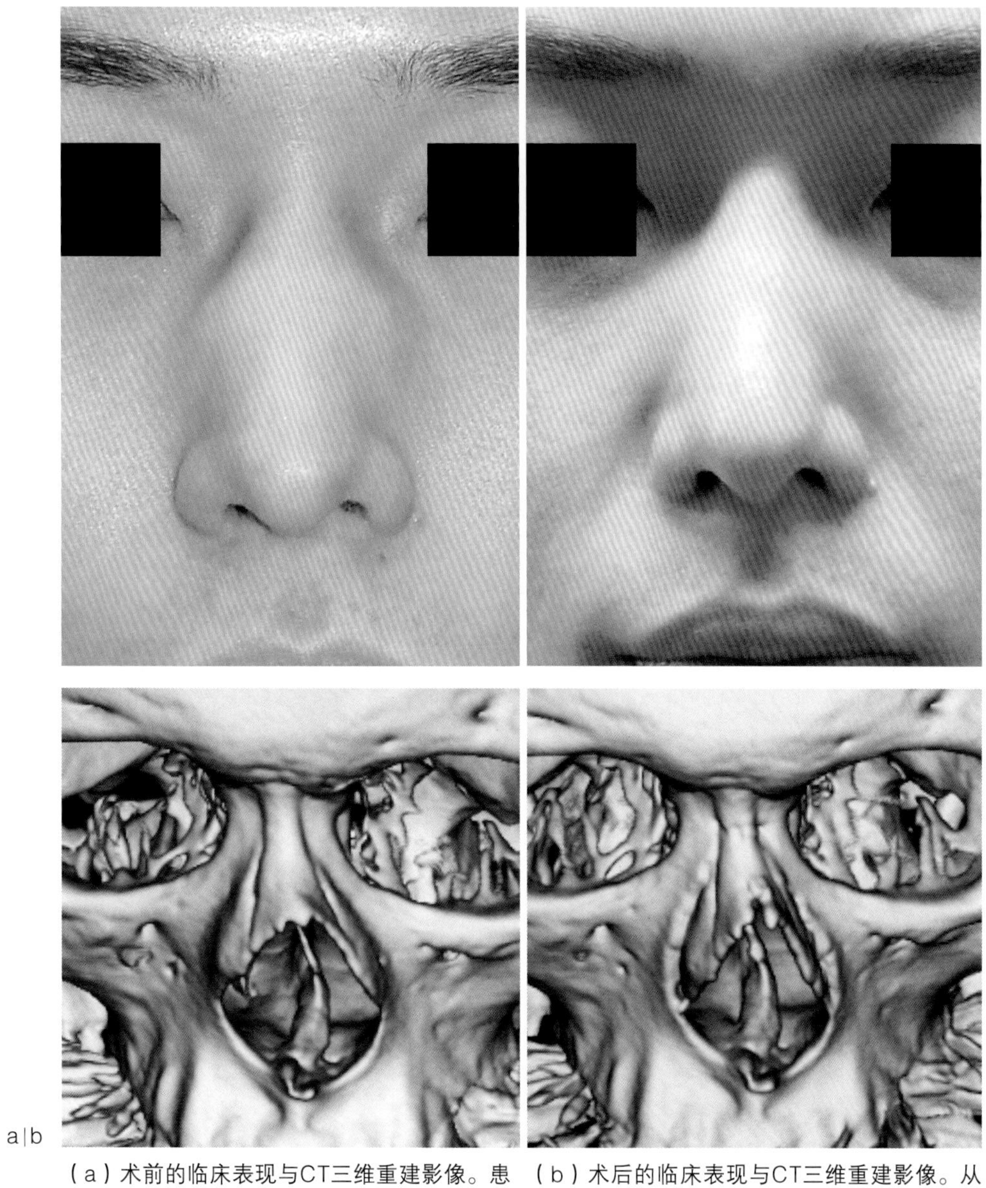

a|b

（a）术前的临床表现与CT三维重建影像。患者希望将较宽的鼻根部变窄

（b）术后的临床表现与CT三维重建影像。从水平方向上行上颌骨截骨是治疗的关键

图 2-17-5　案例

18 驼峰切除

适应证

如果去除的驼峰高度不超过 2 mm，在某些情况下可以不进行鼻骨截骨，但是驼峰去除后鼻背部有可能变宽，对此，术前要进行评估。去除的驼峰高度超过 2 mm 时，去除驼峰的鼻背部会变宽，因此需要同时进行截骨术。

如果仅调整骨组织即可，则行驼峰部分的截骨。但是在多数情况下驼峰鼻患者会合并软骨部位的隆起，因此，单纯截骨的情况较少。

方法

1. 手术入路

采用单侧鼻软骨间切口联合截骨术时，联合采用双侧鼻内梨状孔缘切口，附加 3 处 2 mm 长的皮肤切口。

2. 剥离驼峰部位

剥离鼻外侧软骨表面及鼻骨骨膜下组织，显露预截除的驼峰。如果剥离不彻底，截除的驼峰将不能顺利取出，或可能伤及皮肤。特别注意软骨部分剥离容易不充分。

关于截骨术的剥离方法，参照第 2 章第 17 节。

3. 切除驼峰的软骨部分

用折断尖端的 11 号手术刀切入。不要损伤鼻孔缘，需要对其进行保护，尽量水平切开以使左右没有高度差。由于追加切除较为困难，因此要争取一次性完成切除（图 2–18–1），避免切除过多或切除不充分。

4. 截除驼峰的鼻骨部分

用 8 mm 宽的骨凿截除骨性驼峰（图 2–18–2）。注意，不要使骨凿的锋利边缘划破皮下。最好使用带有引导保护装置的骨凿。用持骨钳取出驼峰。如果出现骨质不平整，采用细骨锉锉平。如果用力过猛，鼻外侧软骨可能会从鼻骨上脱落，可以轻柔地使其复位。

如果截除过多，可以在体外修整驼峰后将骨块放回。

5. 鼻骨截骨

亚洲人中有较大驼峰的案例较为少见，去除驼峰后可能会使鼻背变得宽大。需要配合截骨以调整鼻背的整体线条（图 2–18–3）。在这种情况下，需要进行外侧截骨和内侧截骨，以调整鼻背部的宽度，截骨步骤参见第 94 页。

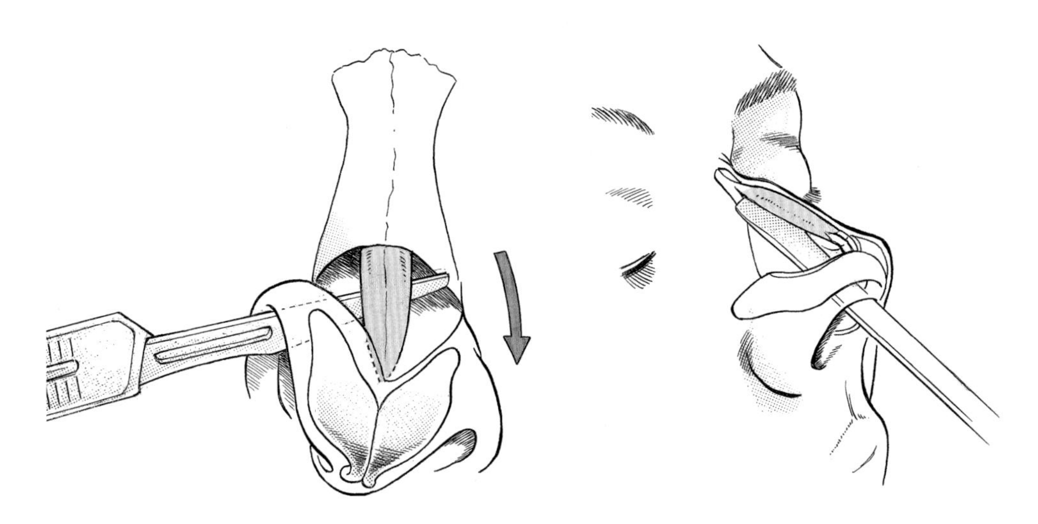

图 2–18–1　切除驼峰的软骨部分

手术刀从软骨间切口切入，一次性切除软骨使之形成完美的锥形

图 2–18–2　截除驼峰的鼻骨部分

用骨凿截除驼峰

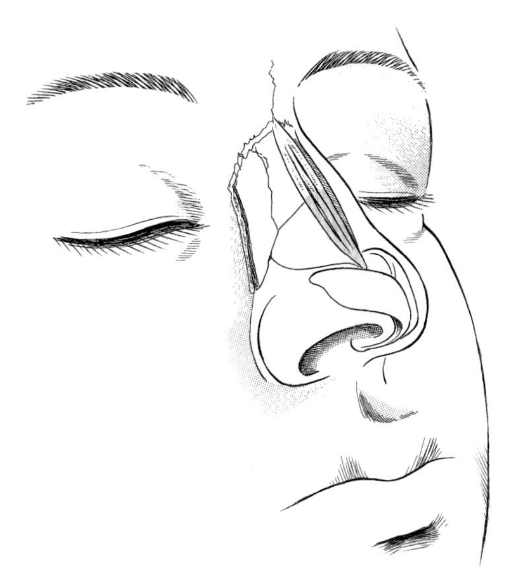

图 2–18–3　行鼻骨截骨

行鼻骨截骨，移动鼻骨，塑形鼻背

6. 关闭创面

冲洗创口，关闭创面。

术后处置

包扎后，用 1.5 mm 厚的鼻夹板进行外固定。一般不需要进行鼻腔填塞。行内外侧截骨时，可进行鼻腔填塞，可塞入纱布卷进行止血，但不要塞满。注意尽量将鼻腔黏膜的损伤降至最低。

以鼻夹板的形状决定矫正后的外观。要点是避免鼻背部过度受压，特别是鼻骨下端如果做得过窄可能引起过度矫正。同时，由于较大的鼻夹板受表情肌的影响而容易发生移动，因此，鼻夹板整体不能过大。

术后第 2 天去除鼻腔填充物。术后第 4 天取下鼻夹板，检查鼻部形态。如果有问题可以再次进行矫正，一般在局部麻醉下进行。如果没有问题，再次应用鼻夹板进行外固定，术后第 7 天可以洗脸、触碰鼻部。嘱患者术后 1 个月内不要接受较强刺激和外力。

本术式的优点、缺点以及注意事项

亚洲人通常并不在意驼峰鼻，但是在意驼峰鼻伴较宽鼻背者较多，因此，临床常见通过鼻骨截骨使鼻背变窄，同时处理驼峰鼻的情况。

如果驼峰情况较轻，通过植入移植物能够得到矫正。但是如果植入移植物后，由于驼峰的存在使鼻尖稍有下垂，此时最好去除驼峰。

案例展示见图 2-18-4。

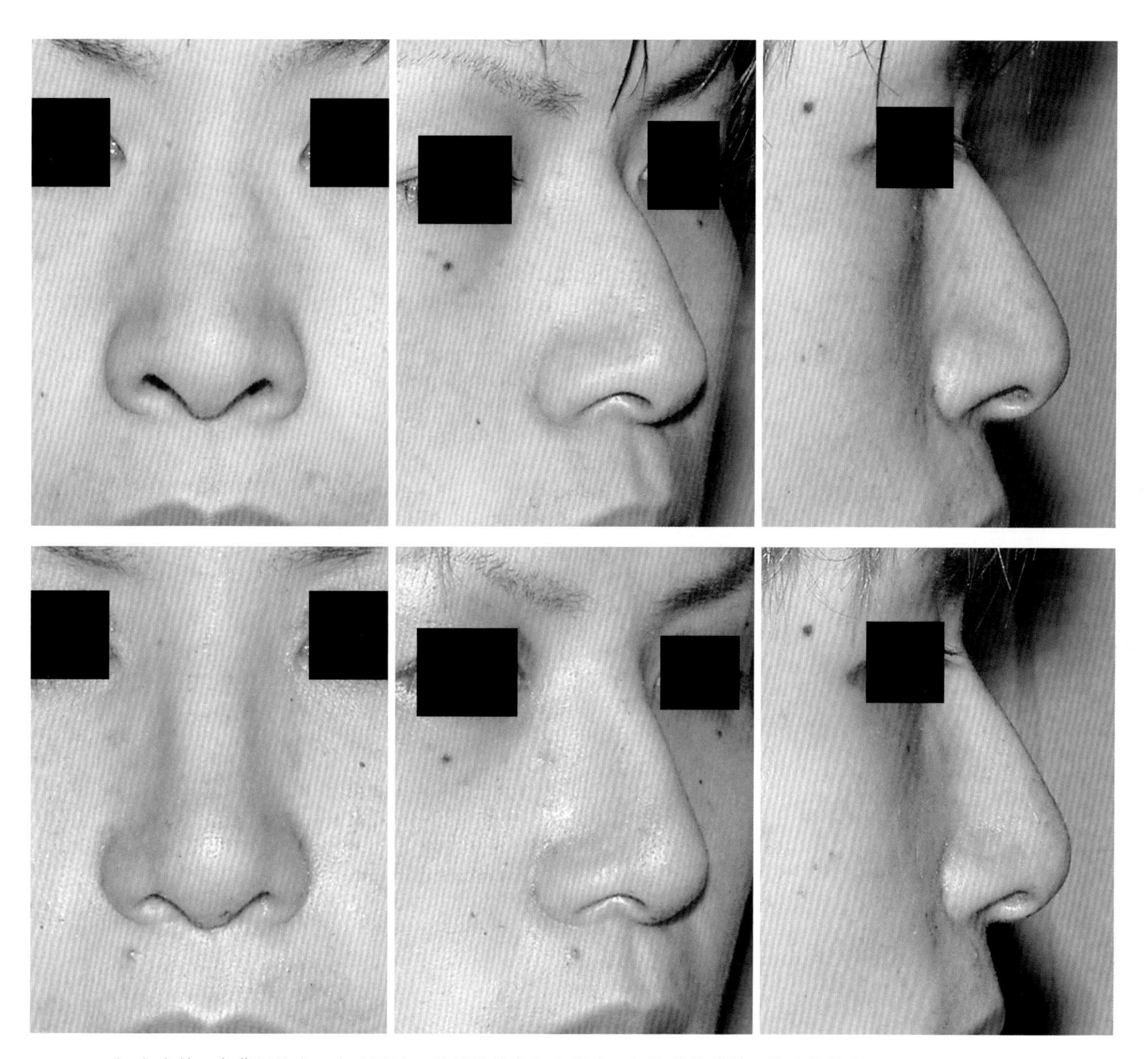

a
b

（a）术前。鼻背部较宽，存在驼峰。虽然驼峰鼻仅为轻度，但是单纯截骨不能改善外观
（b）术后。去除驼峰，缩窄鼻背宽度

图 2-18-4 案例

19 歪鼻矫正

适应证

歪鼻分为骨性歪鼻和软骨性歪鼻。

不论是骨性歪鼻还是软骨性歪鼻，都需要进行包括黏膜下鼻中隔软骨切除（SMR）在内的鼻中隔整形术。

方法

1. 手术入路

采用单侧软骨间切口，联合双侧鼻内梨状孔缘切开，附加 3 处 2 mm 长的皮肤切口，切开鼻中隔前缘。

2. 行鼻中隔软骨切除

首先行黏膜下鼻中隔软骨切除，参见第 35 页。

3. 行外侧和额鼻缝处截骨

截骨方法参见第 94 页。

4. 在两侧鼻骨间截骨

在歪鼻矫正时，一般都需要截开两侧鼻骨，并切开鼻骨与鼻中隔和筛板的连接。在内侧截骨前注意彻底剥离鼻腔侧黏膜，以减少截骨后出血。

5. 骨块移动塑形

最后，用手指或鼻骨复位钳轻推，在额鼻缝处使其发生青枝骨折。骨片完全移位后，观察歪鼻的矫正情况。如果矫正不足，无须复位骨块后重新调整，可以在大致对称的位置进行调整。如果歪鼻矫正效果仍不理想，可以用持骨钳使筛骨板骨折，之后再进行矫正。

6. 关闭切口

用可吸收线缝合鼻腔内切口。2 mm 长的皮肤切口也可以不进行缝合。

术后处置

包扎后，用 1.5 mm 厚的鼻夹板进行外固定。行鼻腔填塞，分别放入较小的纱布卷，不要塞满。

因为鼻夹板的形状决定了矫正后鼻子的外观，因此需要仔细塑形夹板。同时，由于较大的鼻夹板受表情肌的影响而容易发生移动，因此鼻夹板整体不能过大。

术后第 2 天去除鼻腔填塞物。术后第 4 天取下鼻夹板，检查鼻部形态。如果有问题可以进行再次矫正，一般在局部麻醉下进行。如果没有问题，再次应用鼻夹板外固定，术后 7 天可以洗脸、轻轻触碰鼻部。嘱患者术后 1 个月内不要接受较强的刺激和外力。

本术式的优点、缺点以及注意事项

- 对于先天性歪鼻与外伤性歪鼻，外伤性歪鼻相对来说更容易进行矫正。
- 对于软骨性歪鼻，采用黏膜下鼻中隔软骨切除和截骨所能改善的程度，可以通过术前鼻尖的位置进行预测。如果鼻尖的位置大致位于正中，鼻背如果呈现“く”样歪斜，一般能够获得相对较好的效果。如果鼻尖不位于正中或鼻小柱发生偏斜，多数情况下较难进行矫正。

案例展示见图 2-19-1、图 2-19-2。

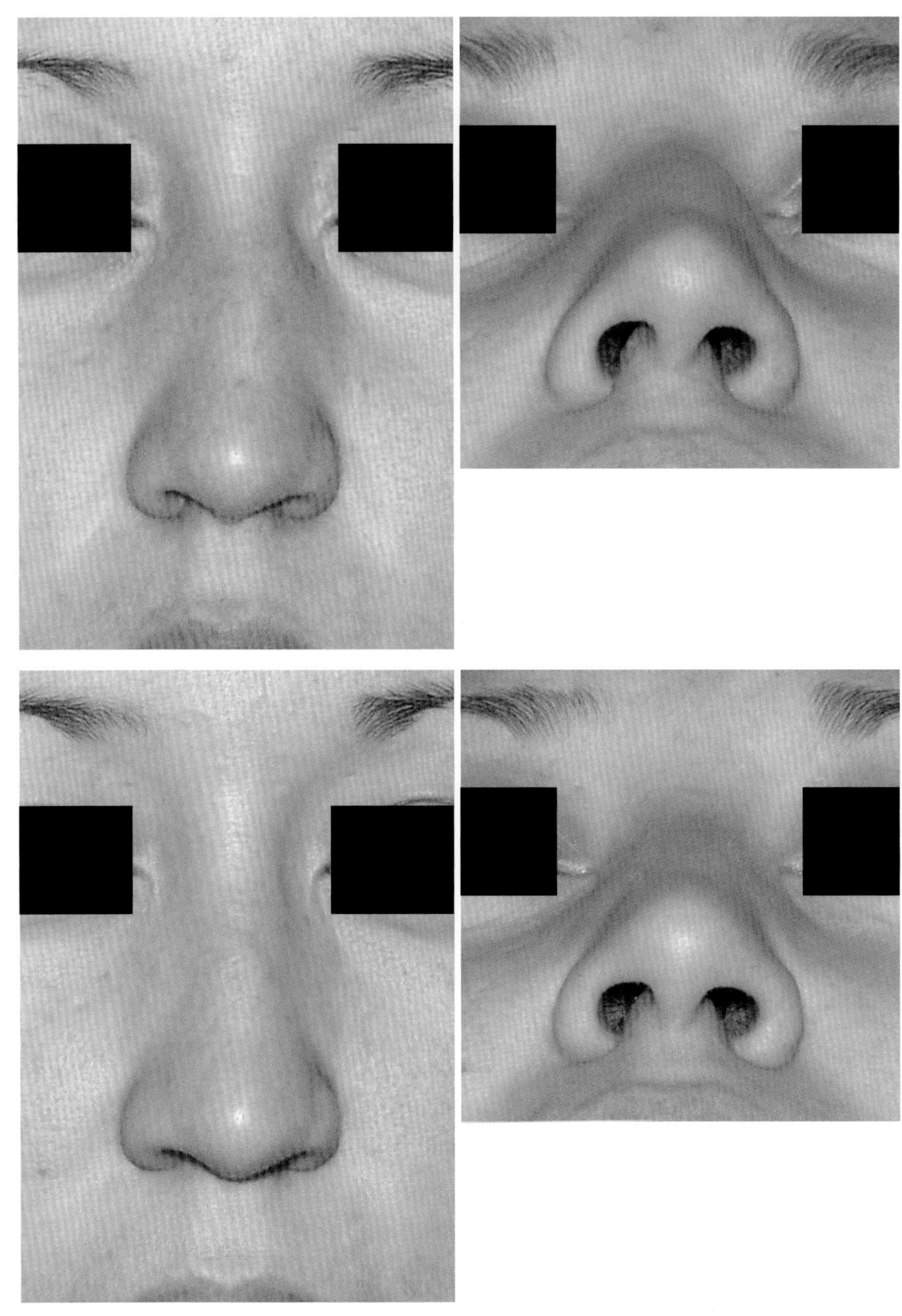

a （a）术前。陈旧性鼻骨骨折导致的歪鼻。鼻中隔软骨偏斜变形

b （b）术后。行黏膜下鼻中隔软骨切除及截骨。通过截骨，变形的鼻中隔也得到了矫正

图 2-19-1 案例 1

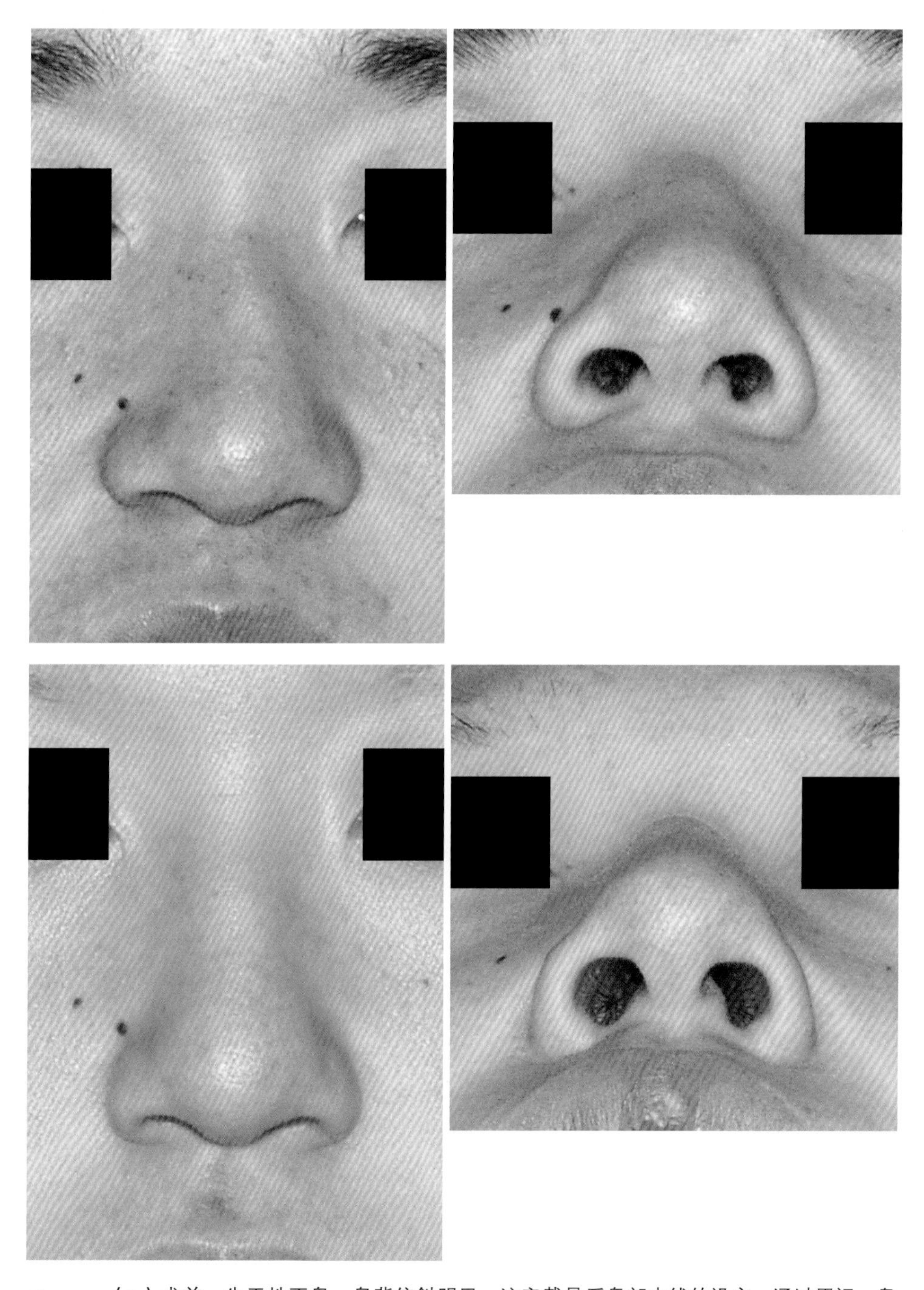

a
—
b

（a）术前。先天性歪鼻，鼻背偏斜明显。注意截骨后鼻部中线的设定。通过眉间、鼻尖、口唇、颏部的位置决定面部中线的位置

（b）术后。鼻部中轴线变直，面部变得和谐，鼻中隔的倾斜也得到了矫正

图 2-19-2　案例 2

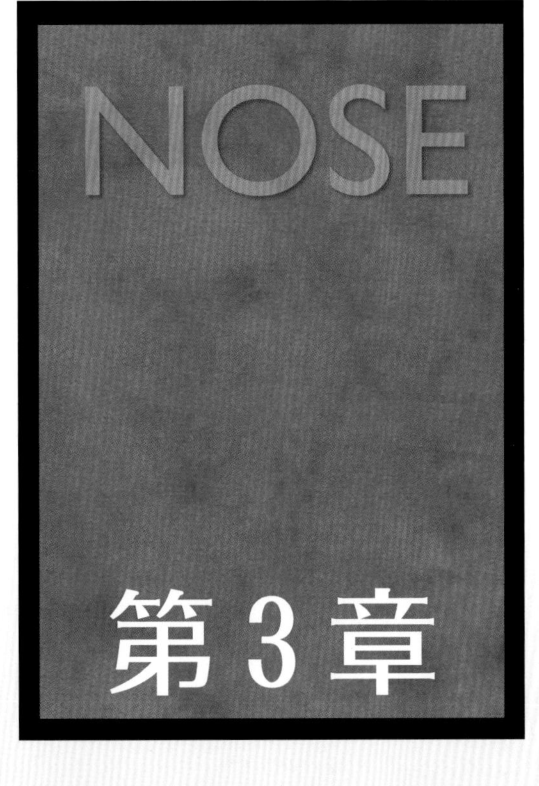

临床案例

Clinical Cases

案例

01 男性化宽大鼻的矫正

26岁，女性。拥有男性的面部及体格特征。鼻部整体较大。没有特别的要求，只是希望鼻部变得不明显而来就诊。

患者评估

鼻部较大。比例尚可，鼻翼外扩、较宽。鼻孔的形态是横向较长。鼻尖呈圆形，有从鼻梁开始连续性中断的感觉，有轻微“鹦鹉嘴”的倾向。从侧面看，鼻部有一定突度，无须过分隆鼻。皮肤厚且硬，皮脂腺发达（图 3-1-1）。

手术的目标是使鼻尖变细，从鼻梁到鼻尖呈连续的形态，鼻孔的形态改善为纵向较长，两侧的鼻翼外扩减轻，鼻翼间的距离缩短。

手术设计

以“缩小”为治疗的核心目的。通过鼻翼软骨的成形缩小鼻尖，同时设计切除鼻翼。由于皮肤厚且硬，使鼻尖变小的同时，有可能发生鼻尖上点的膨隆。皮肤较薄时，向鼻尖行软骨移植，有可能减小鼻尖上点。但是由于该案例皮肤较厚，仅进行软骨移植较为困难，因此，植入较低的移植物，使其由鼻背连接鼻尖上点，直到鼻尖，形成一条直线。鼻尖部准备使用耳屏软骨。针对鼻翼外扩，拟进行鼻翼根部的全层切除。

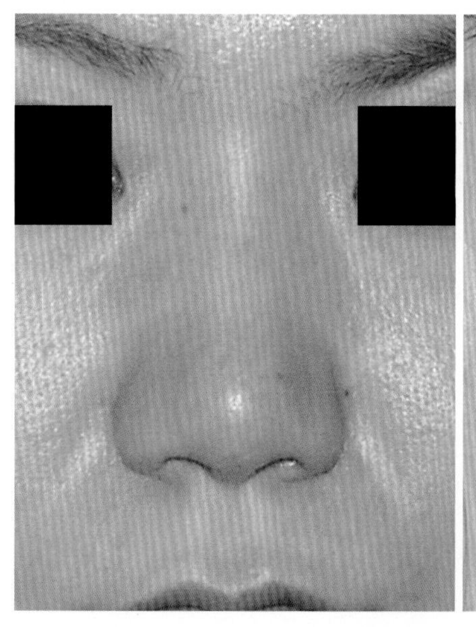
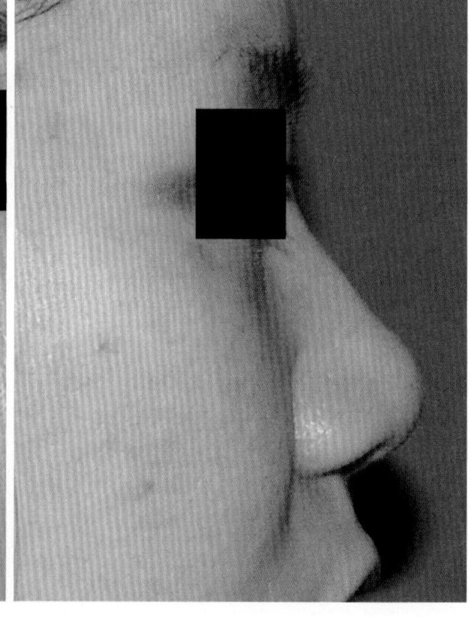

图 3-1-1　术前

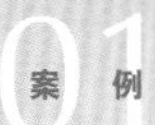

术前告知

- 行鼻翼软骨下切开及耳屏处切开。
- 行假体及耳廓软骨移植。
- 鼻部变小且线条流畅，但整体的大小不变，术后鼻背会变得略高。
- 鼻翼部瘢痕成熟期持续 4 ~ 6 个月，其间瘢痕呈红色，质硬。
- 术后需要包扎并应用鼻夹板 1 周。
- 术后 1 周内有可能发生肿胀、瘀血。

手术步骤（图 3–1–2）

❶ 采用双侧鼻翼软骨下切口入路。因患者皮脂腺较发达，术中较通常情况更厚地剥离皮下层。同时，形成假体植入腔隙。

❷ 切除鼻翼软骨表面以及内侧脚间的软组织后，切除鼻翼软骨的上部，用尼龙线在两侧鼻翼软骨中间脚间缝合 2 针，缩窄鼻翼软骨。

❸ 由于皮肤较厚，鼻尖上点形成隆起，按预期植入硅胶移植物。厚度为 2 mm。假体与鼻尖上点相连，修整假体的尾侧，以使“鹦鹉嘴”畸形消失。

❹ 修整从耳屏获取的长约 8 mm 的四方形软骨，3 片重叠植入鼻尖区。为了避免错位或翻转，用 6–0 尼龙线缝合 2 针使其固定于软骨，缝线从皮肤侧穿出，缝合关闭切口。

手术名称：

假体植入隆鼻术
鼻翼软骨切除术
鼻翼软骨缩窄术
耳廓软骨移植术
鼻翼切除术

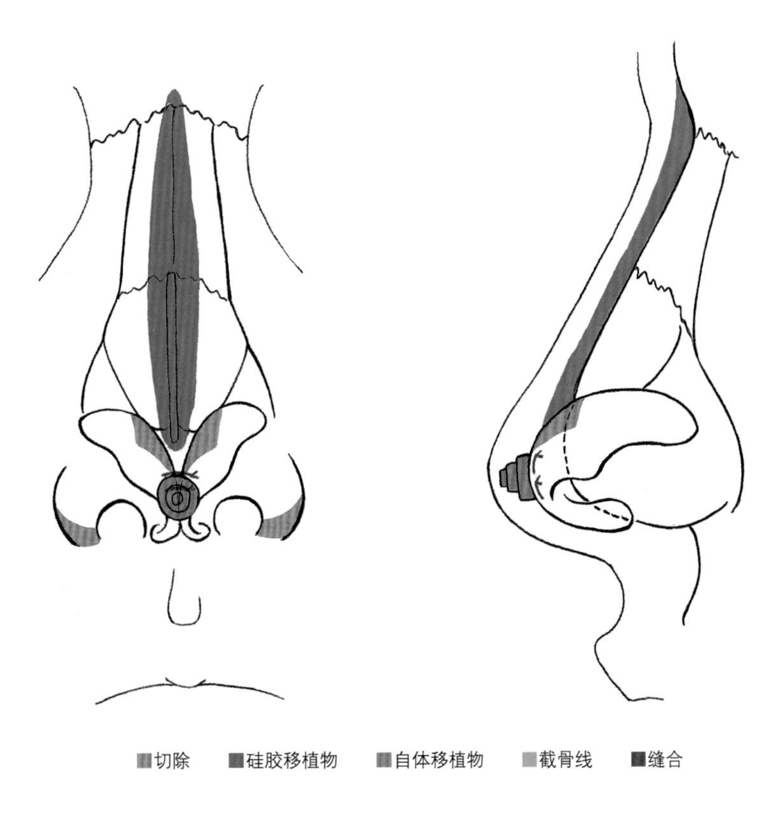

图 3–1–2　实施的手术

❺ 设计鼻翼处切口线，切除宽约 4 mm 的皮肤。为了减轻术后瘢痕的形成，在皮下以 4-0 可吸收线进行缝合，轻度过矫，缝线打结后使鼻翼缩小。

❻ 行胶带粘贴、鼻夹板外固定，术毕。

治疗要点

此患者很在意有较厚的大鼻翼，对此最好行鼻翼缘上提。但是，医生很难对这种皮肤较厚、没有松弛度的鼻部进行塑形。对于鼻部外观，软骨和骨结构形成的各种阴影也是很重要的影响因素。

案例展示见图 3-1-3。

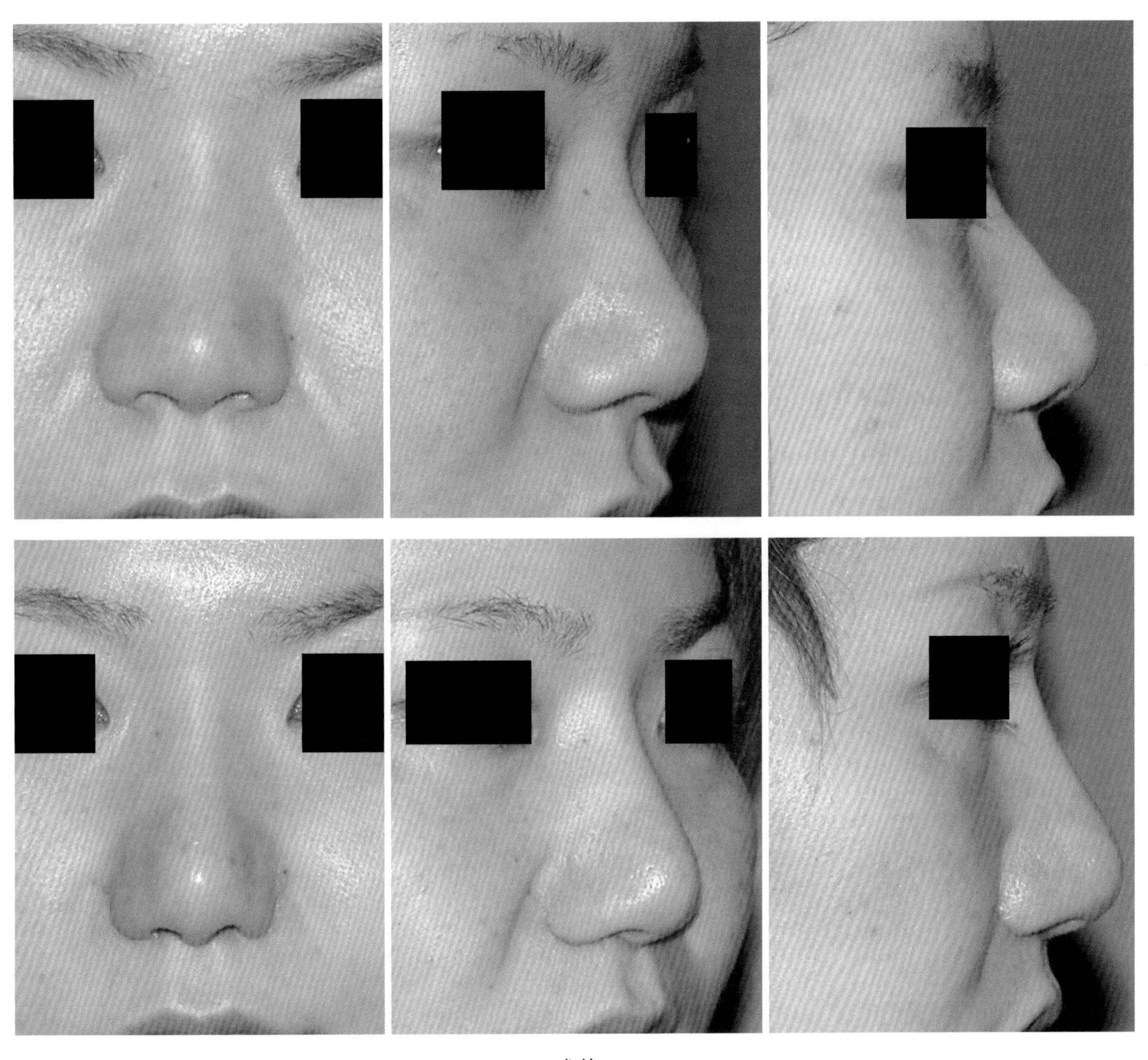

术前
术后

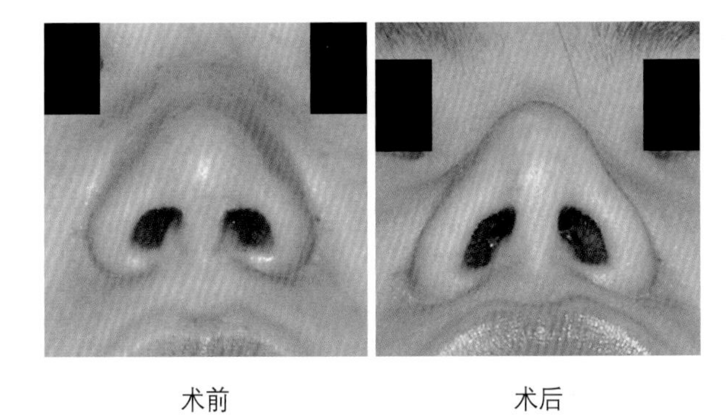

术前　　术后

图 3-1-3　案例

案例 02

轻度驼峰鼻伴鼻尖下垂的矫正

25岁，女性。典型的亚洲女性容貌，有较为细长的瓜子脸。希望改善鼻部所带来的神经质外观而来就诊。

患者评估

鼻部过于突出，鼻梁有种较细且过紧的感觉。由于存在驼峰以及伴有鼻尖下垂，给人一种神经质的印象。患者希望去除驼峰，但不希望有较大的变化。皮肤较薄，皮脂腺不发达（图 3-2-1）。

手术设计

拟采用的术式是通过鼻骨截骨去除驼峰，移植鼻中隔软骨以形成鼻尖。鼻尖向头侧上抬有可能使颏部显得相对后缩，因此最好稍有保留。与其稍向前方上抬鼻尖部，不如使从鼻尖上点开始的线条直线化，能够缓和鼻尖下垂的感觉。通过切除鼻翼软骨的头侧部分也可以使鼻尖上抬，但是由于鼻尖上点被上抬，鼻尖有变圆的可能，形象的改变会较大。

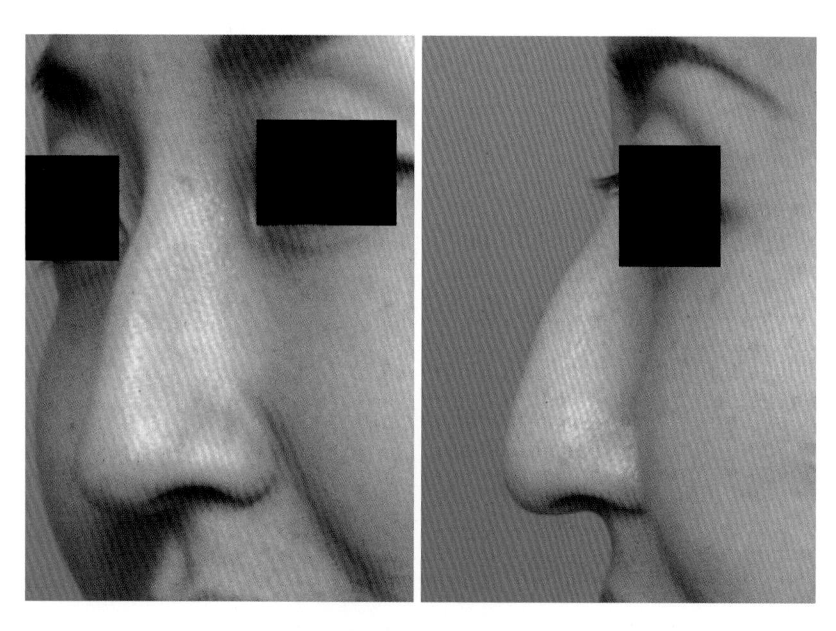

图 3-2-1　术前

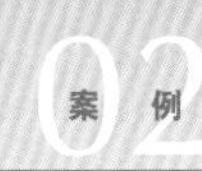

术前告知

- 行鼻翼软骨下切口和皮肤3处小切口。
- 术后需要应用胶带粘贴和鼻夹板外固定1周。
- 术后肿胀、瘀血（特别是眼睑周围）7~10天。
- 术后鼻部变得柔软，鼻尖尖端变得清晰。

手术步骤（图3-2-2）

❶ 切取鼻中隔软骨，一般大小为10 mm×10 mm即可。

❷ 采用双侧鼻翼软骨下切口入路，行皮下剥离以便于进行截骨和去除驼峰的操作。

❸ 去除驼峰处的骨和软骨结构。

❹ 行外侧、内侧和上方截骨。

❺ 修整鼻中隔软骨后，将两片骨片重叠植入鼻尖区。保持其向前方突出的方向植入。避免发生错位或翻转，用6-0尼龙线缝合2针，将移植物固定于软骨上，缝线从皮肤侧穿出，缝合关闭切口。

❻ 行胶带粘贴、鼻夹板外固定，术毕。

手术名称：

鼻部驼峰去除术

鼻骨截骨术

鼻中隔软骨切取及移植术

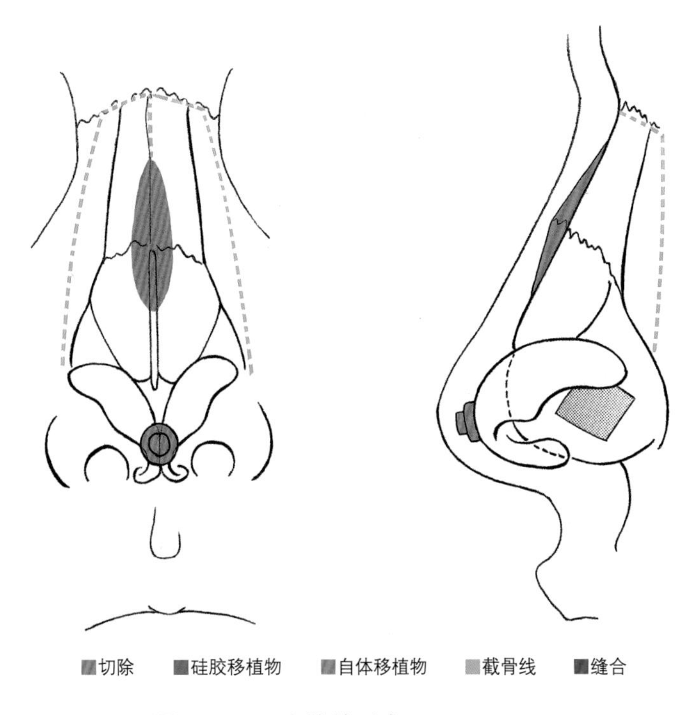

图3-2-2 实施的手术

案例展示见图 3-2-3。

治疗要点

对于皮肤较薄的女性，将较大的鼻子变小并不难。但是如果骨结构或软骨结构稍有不平则很容易被看出做了整形，需要仔细操作。另外，对于亚洲人来说，不适合欧美人所喜欢的鼻尖上扬的情况较多，特别是对于颏部存在后缩的案例。

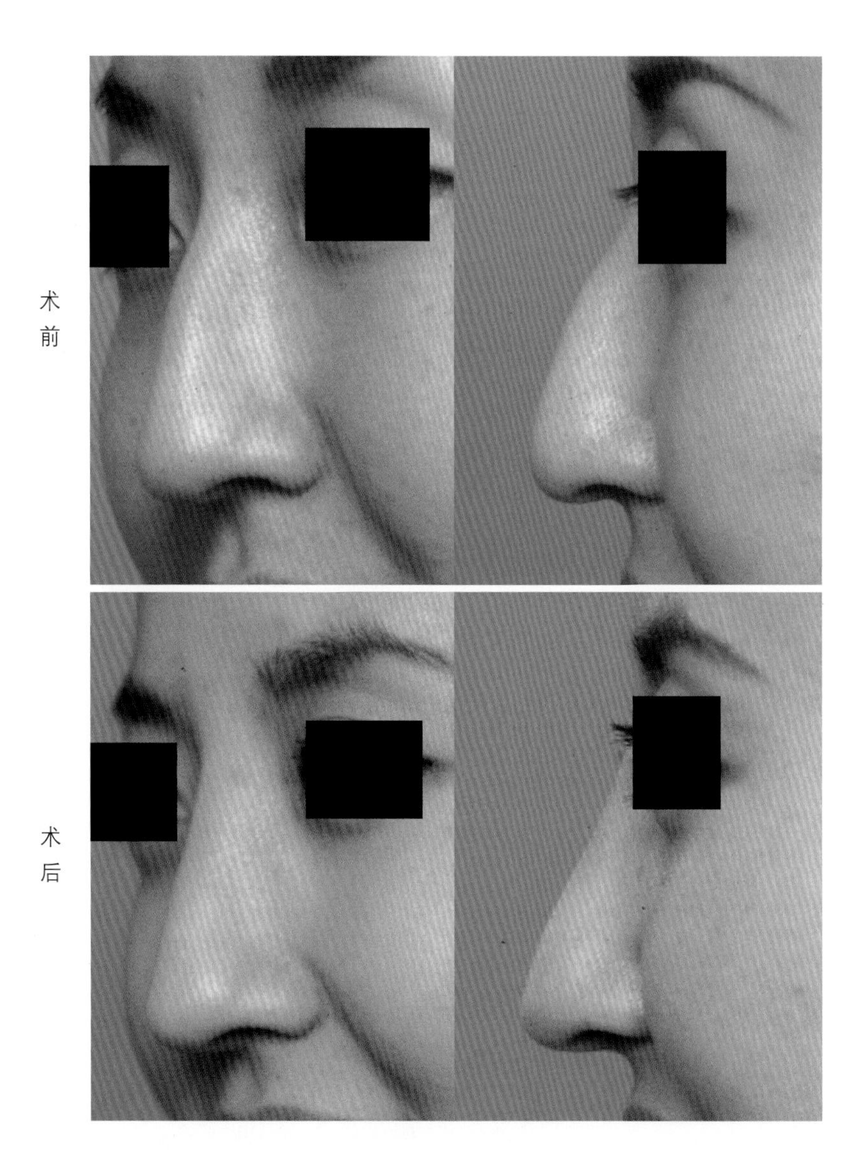

图 3-2-3 案例

案例

03 希望拥有秀气的鼻子

21岁，女性。眼部、鼻部轮廓清晰。数年前，曾接受L形硅胶假体植入。希望拥有更加秀气、活泼感觉的鼻子而来就诊。

患者评估

患者鼻部的高度及面部整体的协调性较好。但是，由于内眦间距较小，鼻部给人一种又高又长的感觉。另外，有可能是由于假体植入的原因，鼻根部显得过宽、较厚。鼻唇角成锐角，从正面看，鼻翼—鼻小柱连线接近直线。以上外观给人一种略显忧郁的感觉（图 3-3-1）。皮肤厚度属于平均的厚度。

手术设计

手术矫正的目标是形成小巧、轻微上翘且充满朝气的鼻部。手术首先需要去除假体，换为较细的硅胶假体。之后缩小鼻尖，使之与鼻梁宽度相协调。另外，伴随着鼻尖的缩小，需要保持鼻尖的隆起状态，一定要使其轻轻地翘起。向鼻小柱基底部植入假体，使鼻唇角成钝角，并使鼻小柱基底部向尾侧移位。

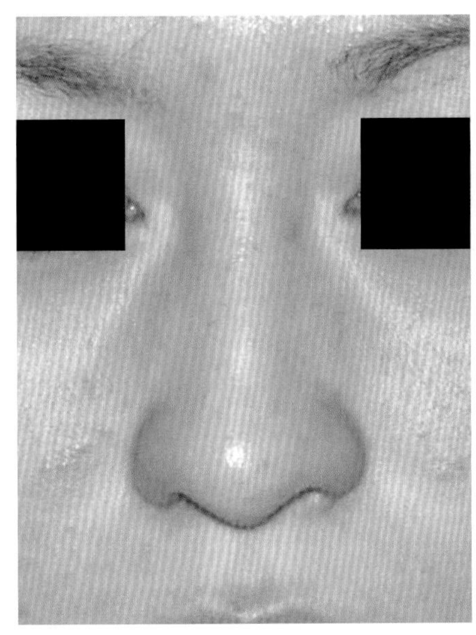
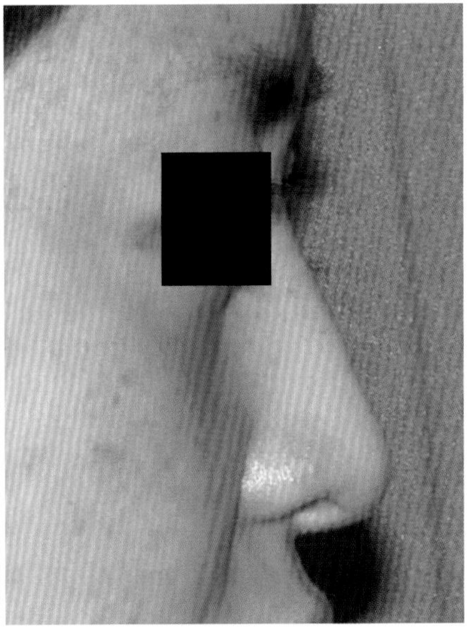

图 3-3-1　术前

术前告知

- 行鼻翼软骨下切口。
- 应用胶布粘贴，鼻夹板外固定 1 周。
- 术后肿胀、瘀血约 1 周。
- 术后鼻部变细，鼻尖从正面看变得较细，从侧面看带有一定的圆润度，整体可见略微上翘。

手术步骤（图 3–3–2）

❶ 采用双侧鼻翼软骨下切口入路，首先取出已植入的 L 形假体。

❷ 植入稍细的硅胶假体。由于假体容易发生移动，可采用 6–0 尼龙线穿入假体，上行褥式缝合穿出皮肤。

❸ 缝合鼻翼软骨，缩小鼻尖。

❹ 向鼻小柱基底部植入假体。

❺ 缝合皮肤。

❻ 行胶带粘贴，鼻夹板固定，术毕。

手术名称：

鼻假体置换术

（从 L 形转为 I 形）

鼻翼软骨缩窄术

假体植入法鼻唇基底抬高术

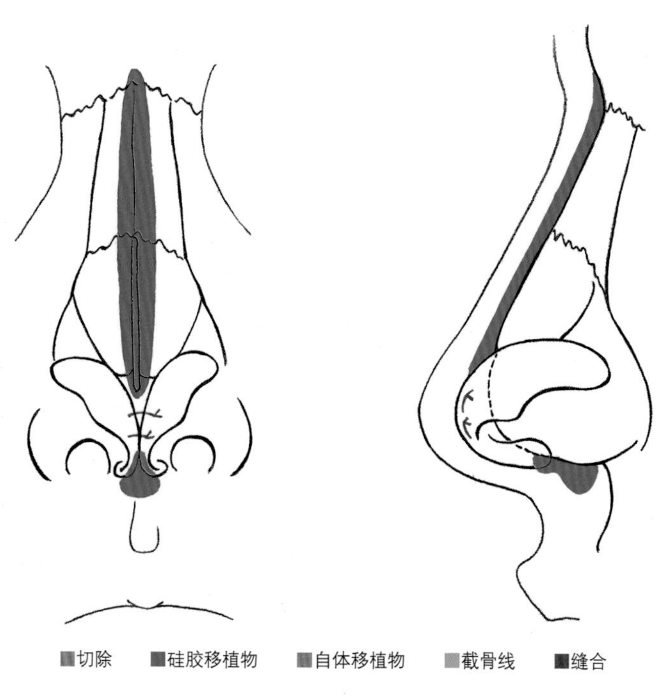

图 3–3–2　实施的手术

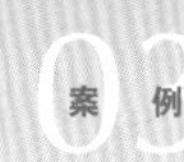

案例展示见图 3-3-3。

治疗要点

虽然鼻尖上翘会使人显得年轻，但是鼻尖有可能变钝。不大、不小、不细的"秀气"感觉是一个较难达到的要求。如果有条件，可以在电脑上进行模拟，对于术后的形态变化逐一进行说明，并以模拟形态为参考进行深入研究。在效果不确定的情况下，尽量避免采用自体组织进行移植，以选择取出后仍能恢复到原来状态的植入物为佳。

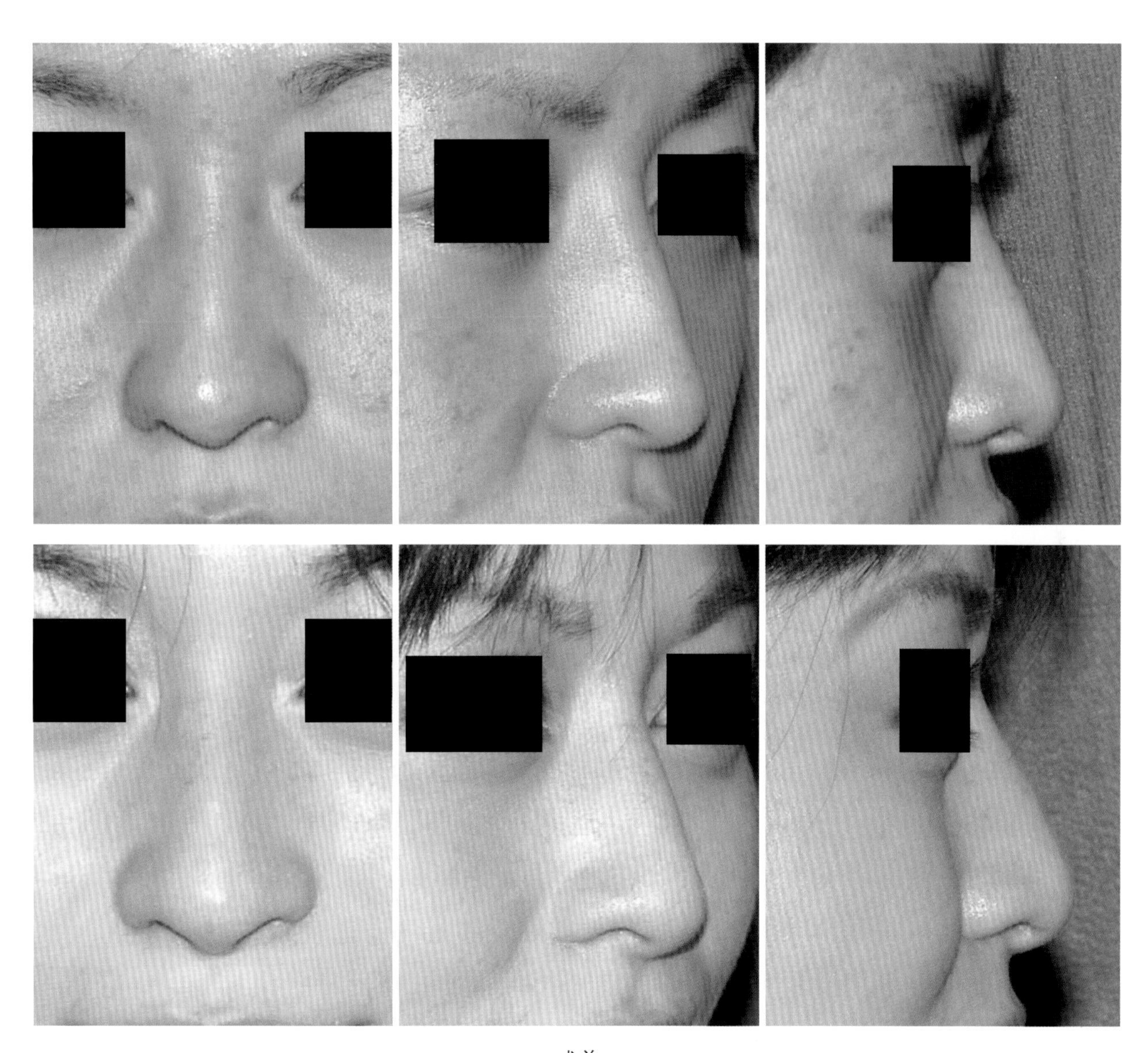

术前
术后

图 3-3-3　案例

案例

04 希望将令人感到害怕的鼻子变得亲切

60岁，男性。面部整体呈四方形紧绷样容貌。退休后，准备在幼儿园做志愿者，为了改变令人感到害怕的鼻子而来就诊。

患者评估

在四方形紧绷样容貌中，鼻部也呈低矮的四方形。鼻小柱后退，双侧鼻翼与鼻小柱根部连线呈直线形，鼻根部塌陷，呈现较强烈的男性印象。皮肤厚，皮脂腺发达，质地较硬（图 3-4-1）。由于年龄的原因，患者不希望他人看出自己术后有较明显的变化。

手术设计

除了眶上缘外扩外，从前额到鼻根部突然的凹陷是导致男性化形象明显的原因。首先应用移植物使凹陷变得平坦。避免使用较细的移植物，移植物宽度需与鼻背部宽度相适应。

通过向鼻小柱基底部植入移植物，可以下拉鼻小柱，使双侧鼻翼与鼻小柱根部连线变为 V 形。不对鼻尖和鼻翼进行其他过多的操作。

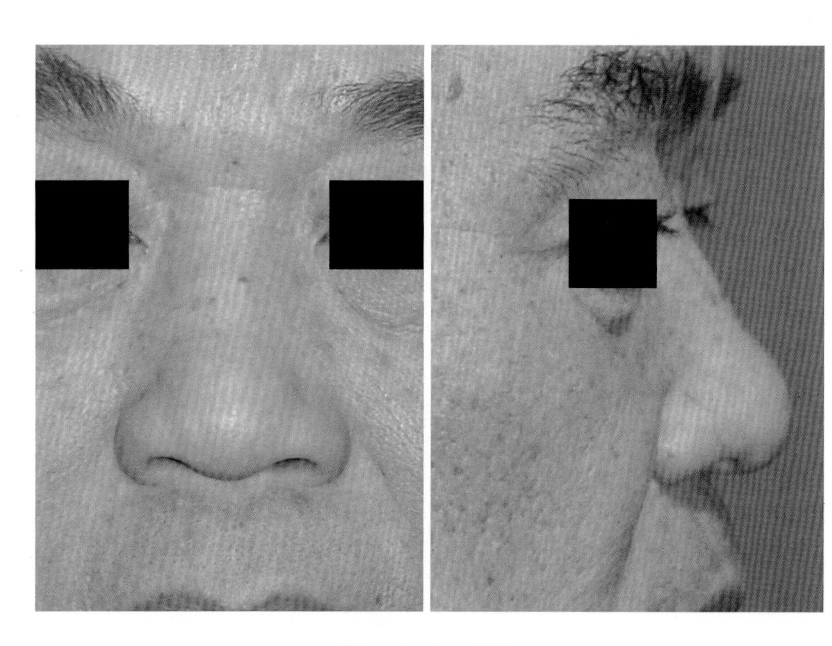

图 3-4-1　术前

术前告知

- 行鼻翼软骨间切口及内侧脚附近切口。
- 术后需用胶带粘贴 4 天。
- 术后肿胀、瘀血（特别是眼睑周围）约 1 周。

手术步骤（图 3-4-2）

❶ 采用单侧鼻翼软骨间切口入路。

❷ 向鼻背植入硅胶移植物。其长度以不触及鼻翼软骨为标准。由于鼻根部的凹陷较为严重，需要尽量将其调整为适宜的曲线，避免鼻根部呈桥状。

❸ 向鼻小柱基底部植入移植物。

❹ 缝合皮肤。

❺ 行鼻夹板固定，术毕。

案例展示见图 3-4-3。

治疗要点

有关鼻部外观对于面部整体印象的影响，看漫画中的人物更容易让人理解。男性、女性、英雄、女主角、恶人，甚至苗条、固执、优柔寡断等，不同角色的人物都有着特定的鼻部形态。因此，自身的社会角色与面部形象的不一致常常是使患者内心痛苦的原因。通过问诊以获取患者对个人形象的意愿对于从事美容外科手术的医疗工作者来说是非常必要的。

手术名称：

假体隆鼻术

假体植入法鼻唇基底抬高术

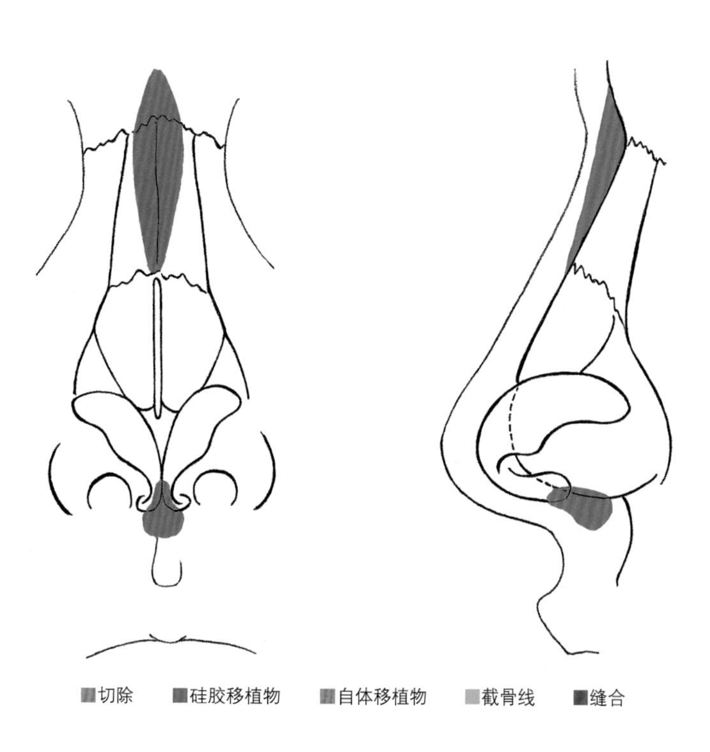

图 3-4-2　实施的手术

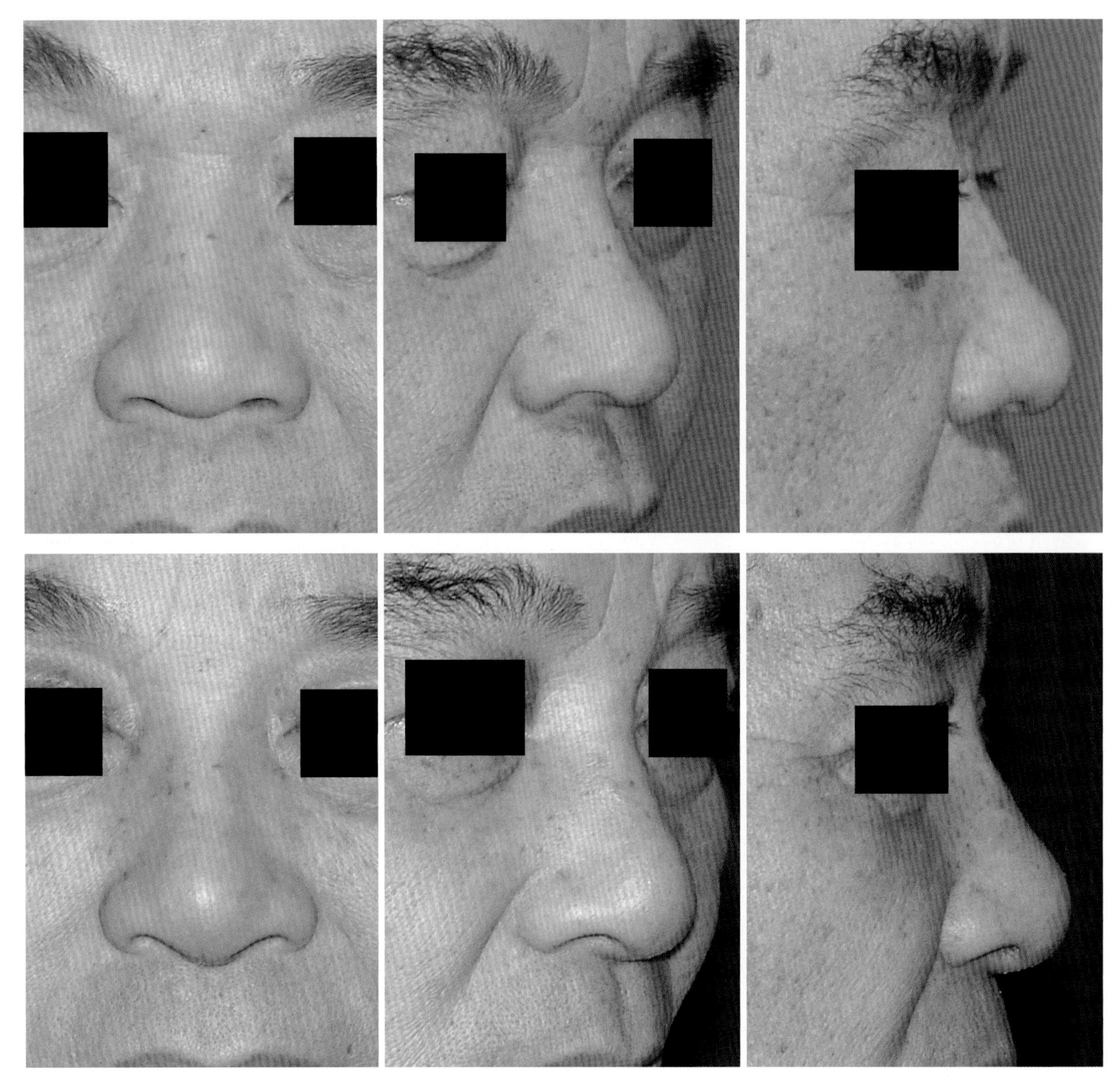

术前
术后

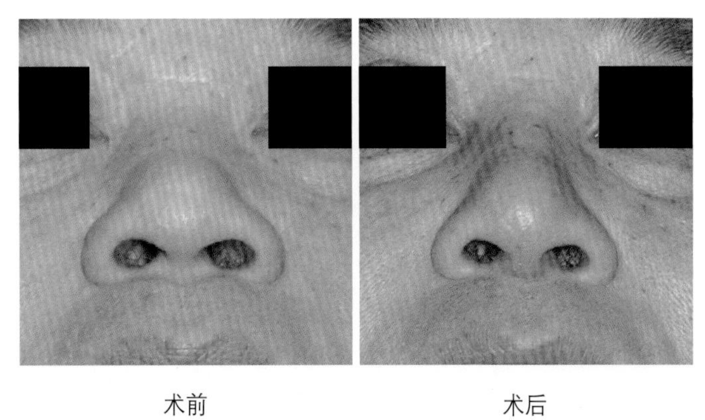

术前　　　　术后

图 3-4-3　案例

案例 05

希望给人以不够友善感觉的鼻子变得正常

30岁，女性。五官清晰，身材矮小。因正面观鼻孔露出过多，看上去不够友善而来就诊。

患者评估

五官清晰，眼部和口唇较大，鼻部较小。由于五官间距较小，因此没有必要使鼻部过于突出。鼻翼略微外扩，从正面能够看见鼻孔，给人一种心术不正的印象。皮肤很薄且皮脂腺不发达。鼻尖轮廓较平，伴有鼻小柱不正，鼻孔左右略有差别（图3-5-1）。

手术设计

可以通过手术使鼻孔缘延长下降，以从正面看不见鼻孔为目的。基本方法是采用耳廓皮肤软骨复合组织移植，实现鼻孔缘延长，同时行鼻翼切除。从一侧耳廓外侧切取移植物，在鼻孔缘的内侧移植，使鼻孔缘下降。通过鼻翼切除，减轻正面观鼻翼的外扩。最后通过耳廓软骨移植调整鼻尖的形态。

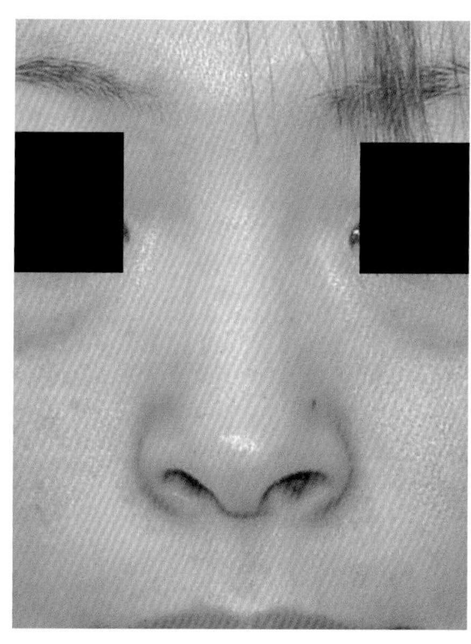
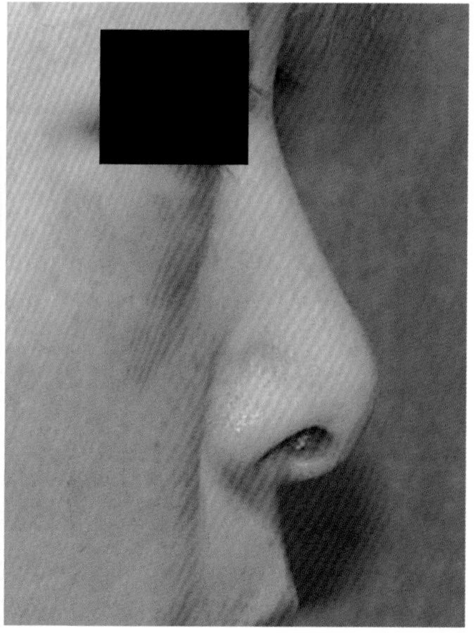

3-5-1　术前

术前告知

- 需行鼻孔缘切开及从耳廓切取组织。
- 术后肿胀、瘀血约 7 天。
- 有可能出现鼻孔缘不规整，必要时需再次行手术矫正。
- 鼻孔形态左右有可能不对称。
- 移植组织植入后有可能存活不佳。
- 耳廓供区可能发生变形。
- 鼻翼基底部可能留有瘢痕。
- 从下方观察时，有可能见到部分移植物。

手术步骤（图 3-5-2）

❶ 行拟延长部分的鼻孔缘切开，下拉鼻孔缘。

❷ 从耳廓切取与皮肤缺损大小和形状接近的移植物。一般情况下切取大小为 20 mm × 5 mm 的移植物，切取后一分为二。同时另外切取一块耳廓软骨。

❸ 尽力使移植片的弧度与鼻孔缘的弧度相一致。

❹ 在鼻翼基底部行约 3 mm 宽的鼻翼全层切除，分层缝合。

❺ 在鼻尖处行耳廓软骨移植。

❻ 观察鼻翼形态的同时，对所移植软骨进行修整，缝合固定。

❼ 包扎，行鼻孔填塞，术毕。

手术名称：

耳廓复合组织切取术

双侧鼻翼部耳廓复合移植术

鼻翼切除术

鼻尖部耳廓软骨移植术

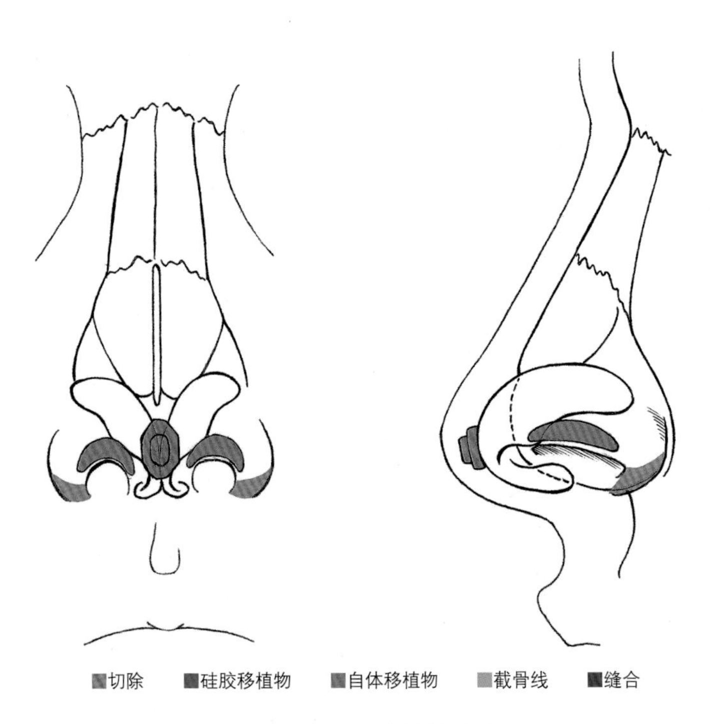

图 3-5-2 实施的手术

案例展示见图 3-5-3。

治疗要点

复合组织移植后一般均能够良好地存活，但是很难与鼻孔缘具有相同的柔软度。手术的目的是要将给人以严厉感觉的鼻子变得亲切，因此鼻孔缘的曲线必须变得柔和。其要点是将软骨修整为所需的最薄的厚度。移植后常需要进行多次小的修整手术。

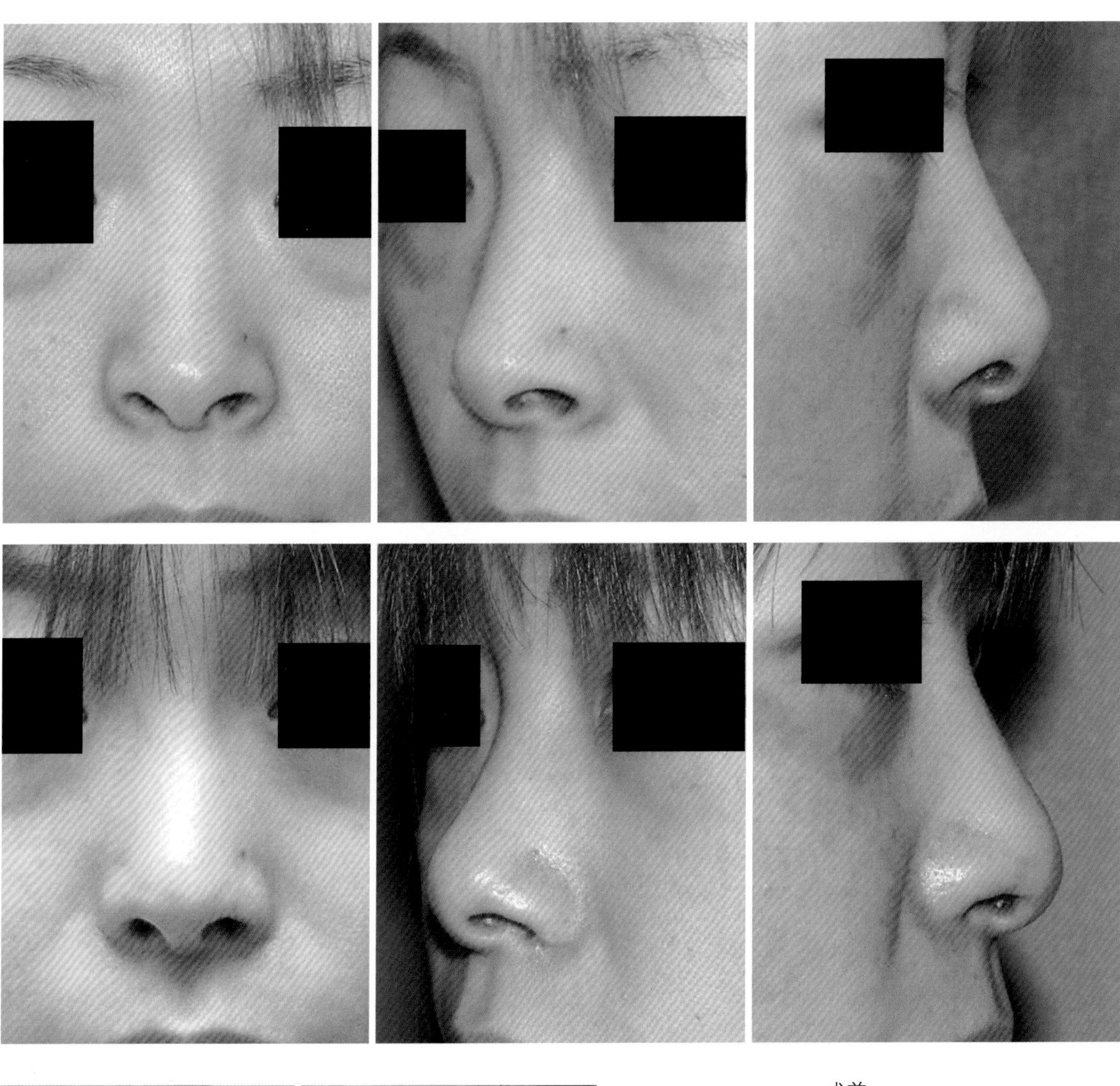

术前
术后

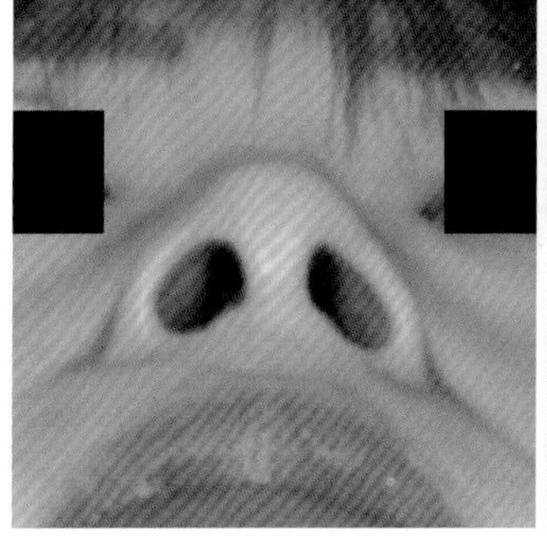

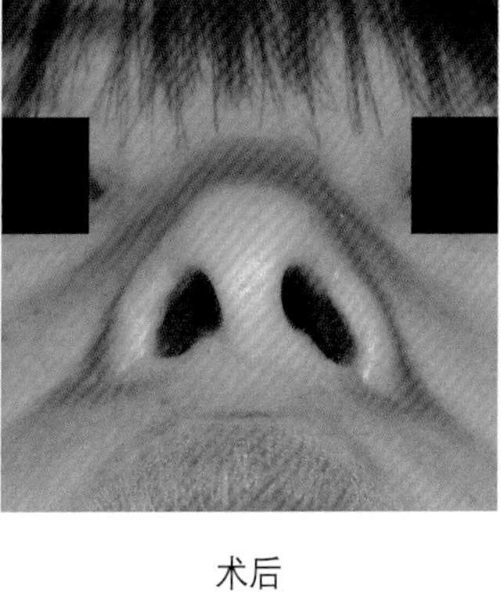

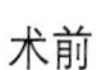

术前　　术后

图 3-5-3　案例

案例 06 不知道原因，就是想矫正自己的鼻子

19岁，女性。非常普通，不知什么原因就是不喜欢自己的鼻子而来就诊。

患者评估

鼻根略低，鼻背呈斜坡状。鼻尖、鼻翼为一般的形态，不好也不坏。口唇突出，上颌前突，颏部后缩，颧颊部低平（图 3-6-1）。

患者自己也不知道为什么不喜欢自己的鼻子，这是在自己的面部形象尚未完全长成的未成年人中经常会有的烦恼。对于这样的患者，做手术时要尽量减少对组织结构的改变，并采取可逆的手术方法，一旦效果不佳仍可以回到术前的状态。

手术设计

一般不进行不可逆的手术（如鼻尖成形、自体组织移植等），只是通过硅胶移植物进行矫正。拟进行的手术为硅胶移植物隆鼻、隆颏以及鼻翼基底部填充。计划隆鼻增高 2 mm，颏部前徙 9 mm，鼻翼基底部抬高 5 mm。

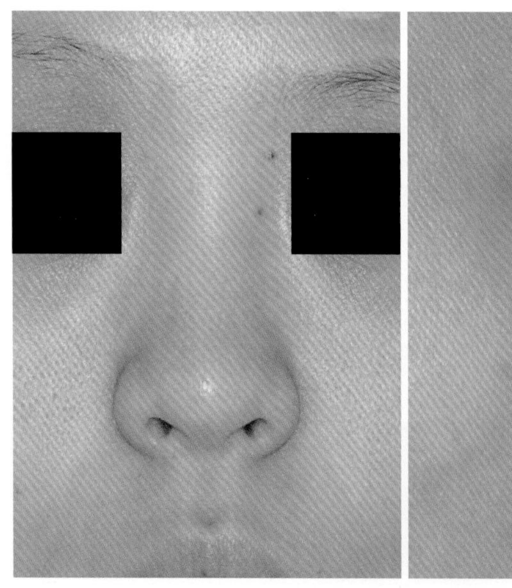
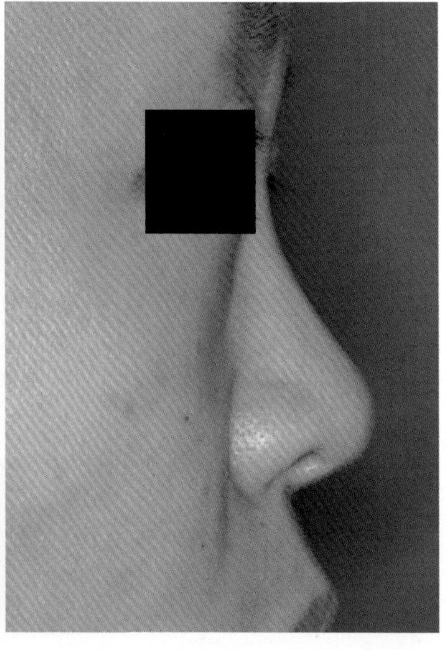

图 3-6-1　术前

术前告知

- 行鼻翼软骨间切口和口腔内前庭沟切口。
- 术后需要用胶带粘贴 5 天。
- 术后肿胀、瘀血（特别是眼睑周围）约 1 周。
- 如果对术后效果不满意，可以取出移植物，能够基本恢复到术前的状态，仅留下轻微的不适感及创伤后的肿胀感。

手术步骤（图 3-6-2）

❶ 采用鼻翼软骨间切口入路，植入移植物。特别注意上抬鼻根部，尽量使鼻背接近直线。

❷ 于上颌两侧口腔前庭沟处切开，行骨膜下剥离至梨状孔外侧缘，形成移植物植入腔隙。

❸ 植入厚度为 5 mm 的新月形移植物。缝合骨膜、黏膜下层和黏膜层。

❹ 于下颌口腔前庭沟处切开，行骨膜下剥离，形成腔隙后，在颏部正中植入厚度为 9 mm 的硅胶移植物。缝合骨膜、黏膜下层和黏膜层。

❺ 行胶带固定，术毕 。

手术名称：

硅胶移植物隆鼻术

鼻翼基底部硅胶移植物填充术

硅胶移植物隆颏术

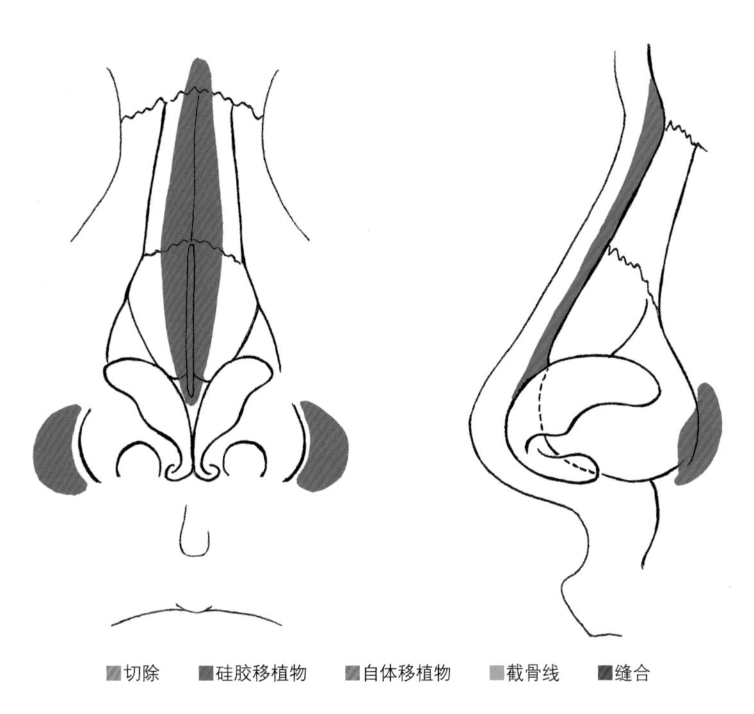

图 3-6-2　实施的手术

案例展示见图 3-6-2。

治疗要点

使用人工合成材料进行手术相对较为容易，其效果也较明显。对于不能较好地表达自己愿望的患者，最好不进行手术或者行可以恢复原状的术式。医生们经常遇到此类患者在其他医疗机构接受手术之后，获得较差结果而来就诊的情况。同时需要注意，虽然患者是因为鼻部美容而来院，但是为了获得更好的美容效果，有时要对鼻部周围结构进行调整。

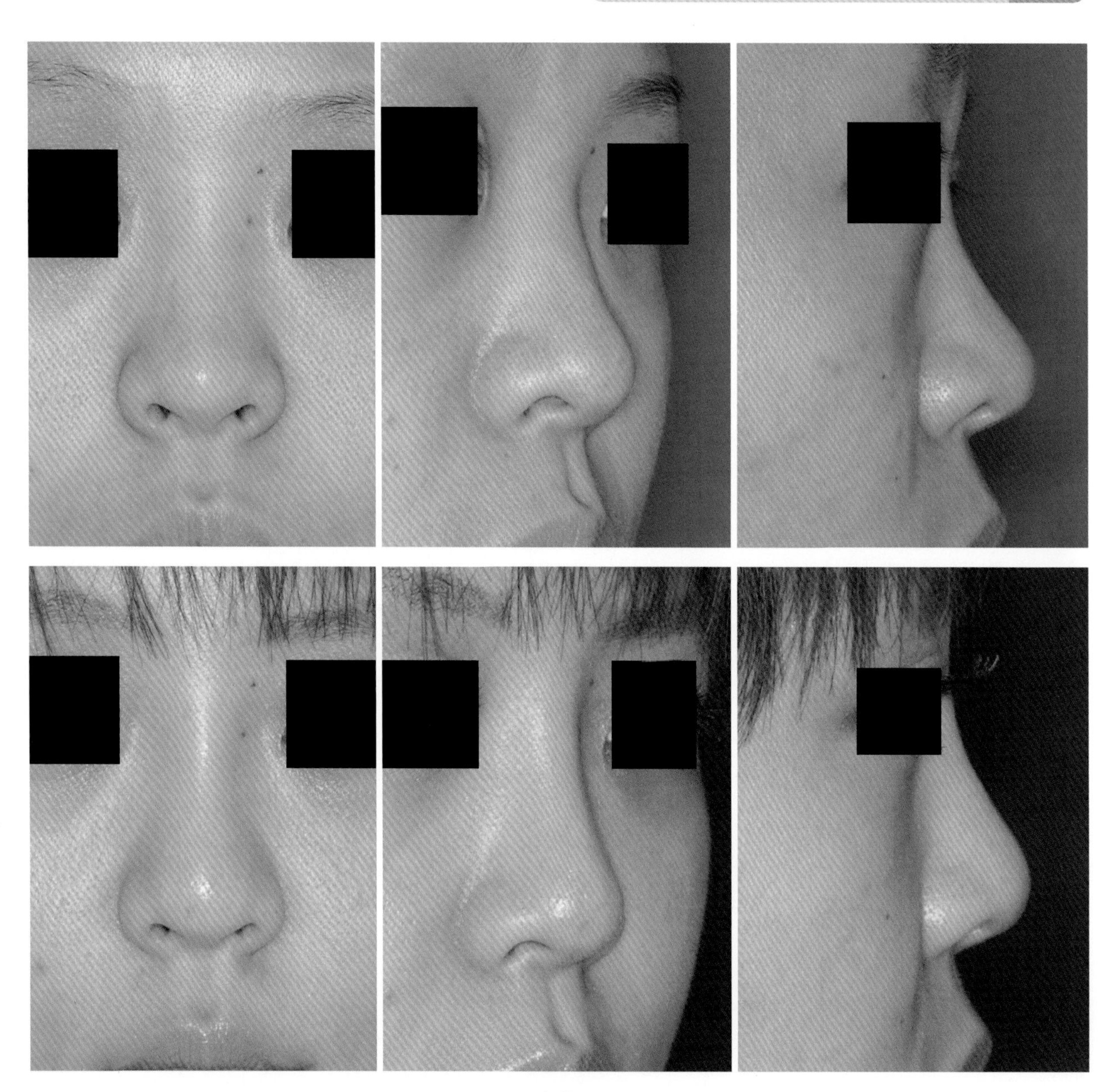

术前
术后

图 3-6-2　案例

案例

07 希望改善整体下陷的鼻子

20岁，女性。中面部凹陷，希望改善下陷的鼻子而来就诊。

患者评估

面部为典型的下颌前突，Ⅲ类咬合。几年前曾接受正畸治疗，目前咬合状况良好。

鼻部略低，鼻背部形态良好。鼻尖略低，鼻头较圆，鼻唇角成约 70° 的锐角，从正面看不见鼻小柱。感觉鼻翼深埋于鼻唇沟（图 3-7-1）。

患者坚决拒绝隆鼻。

手术设计

拟采用口腔内切口，通过植入移植物增大鼻唇角，增高鼻翼基底部。对于反颌患者可以进行 Le Fort Ⅰ形截骨术，能够改善鼻部形态。但是对于此例患者，也可以通过向鼻翼基底部植入移植物而使其抬高，进而改善Ⅲ类咬合伴发的中面部凹陷外观。

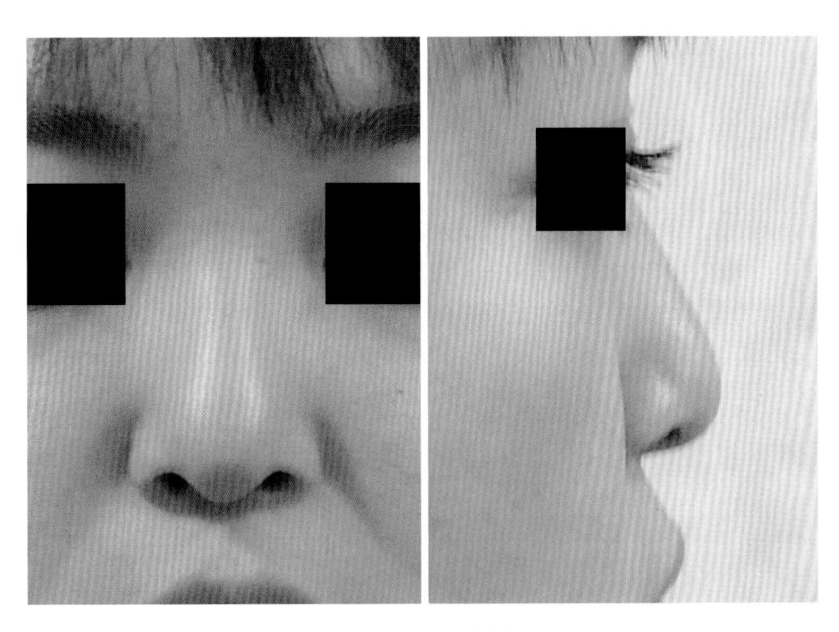

图 3-7-1 术前

术前告知

- 需行口腔内切口。
- 术后鼻尖部略向头侧移动。
- 术后鼻翼宽度略增加。
- 术后上唇略变长，或者看起来变长。

手术步骤（图 3-7-2）

❶ 采用口腔内切口入路。

❷ 行骨膜下剥离至前鼻棘，注意不要穿破鼻腔黏膜。

❸ 在梨状孔边缘周围也要剥离骨膜，形成移植腔隙。

❹ 精细塑形移植物，植入腔隙中。向梨状孔边缘附近植入移植物厚度为 7 mm，向前鼻棘附近植入移植物厚度为 4 mm。

❺ 确认形态良好，关闭切口。

手术名称：

鼻翼基底部硅胶移植物填充术

鼻唇角增大术

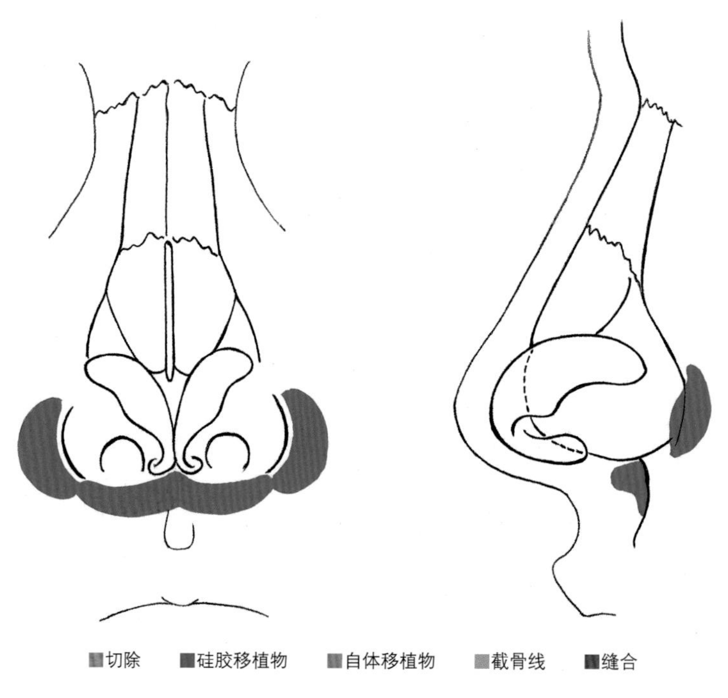

图 3-7-2　实施的手术

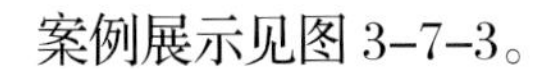
案例展示见图 3–7–3。

治疗要点

术后鼻唇角约 85°，侧面形态得到明显改善。对于正面的改善效果医患双方略有争议。术后鼻翼有所扩大。但是，在术前明显下陷的鼻部无论有多么好看，如果未在面部呈现出来，也难以令人满意。因此可以说，此例采用的手术方法是根据其实际条件而设计的。

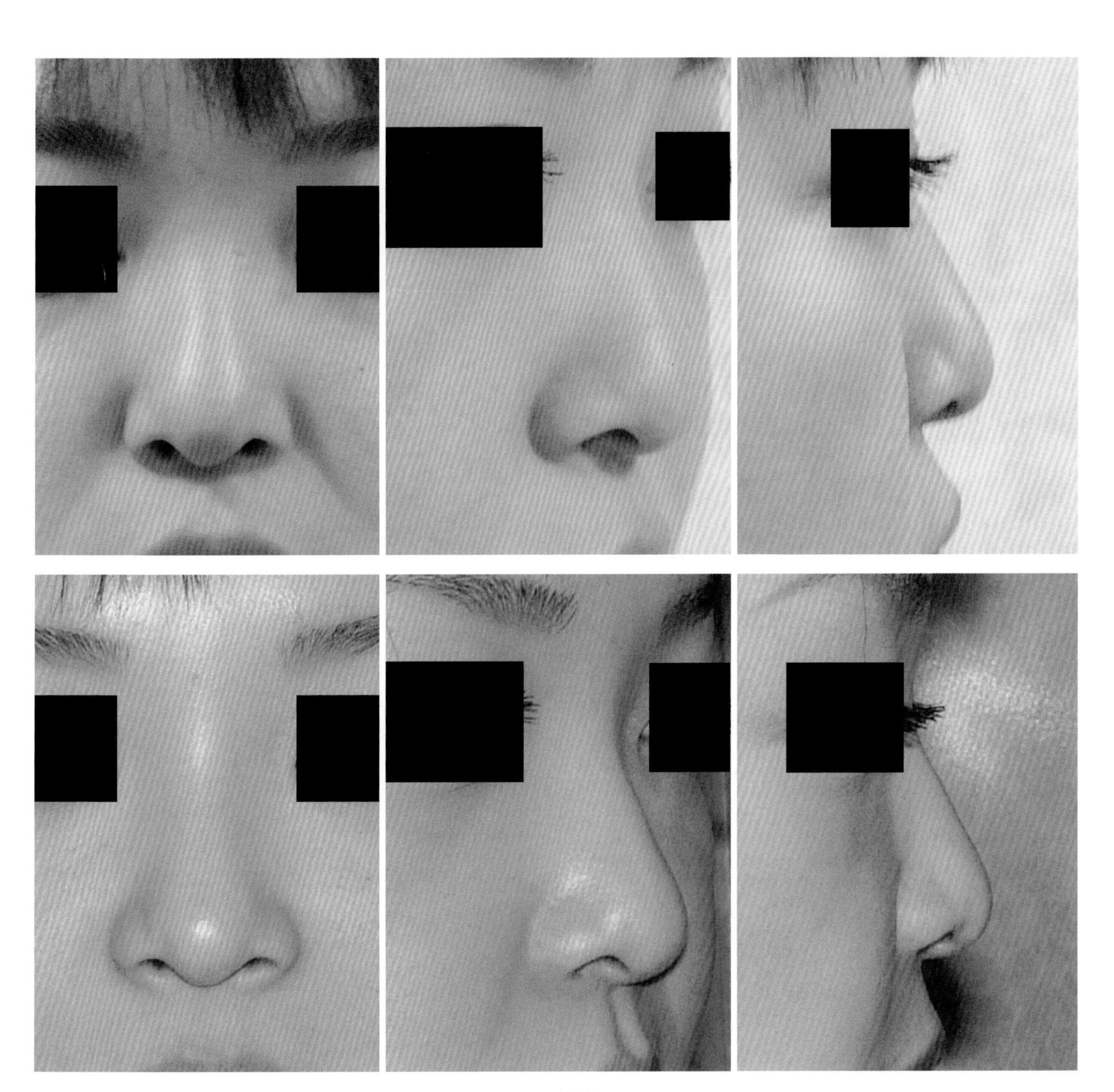

术前
术后

图 3–7–3 案例

案例

08 希望拥有与脸型相匹配的鼻子，使其看起来更温柔且令人怜爱

22岁，女性。想要使鼻部更小、更可爱而来就诊。

患者评估

患者为瓜子脸，给人以温柔的感觉。眼部和口唇大小为平均值或略小，面部整体比例较好。与内眦间距相比，鼻根部略宽，有轻度驼峰。鼻尖稍圆，鼻翼缘向下凸出、下垂，给人以沉闷的感觉（图 3-8-1）。皮肤厚度为平均厚度。

手术设计

令人怜爱的感觉要抓住小且可爱的要点，首先要使鼻背变细，切除驼峰，行鼻骨截骨术。为了与鼻背的变化相协调，通过耳廓软骨移植，使鼻尖略微变窄和上抬，上抬厚重且下垂的鼻翼缘，使鼻翼呈现又轻又小的感觉。鼻小柱略短，需要针对鼻尖上抬的反作用力而进行鼻小柱加强，拟在内侧脚进行耳廓软骨移植。

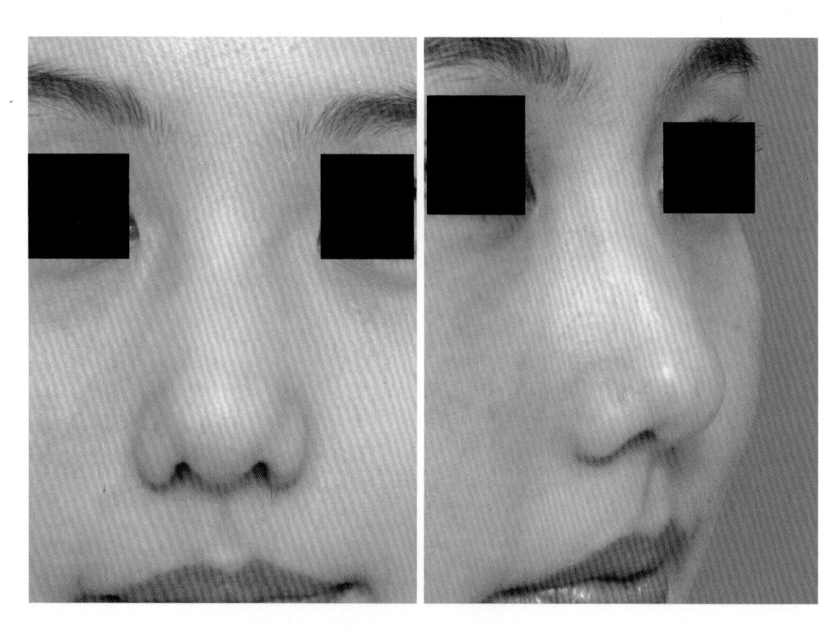

图 3-8-1　术前

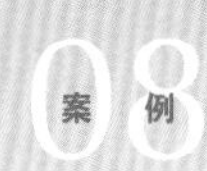

术前告知

- 行鼻翼软骨下切口和 3 处皮肤小切口，同时行鼻孔缘切开。
- 术后需应用胶带粘贴和鼻夹板固定 1 周。
- 术后肿胀、瘀血（特别是眼睑周围）约 1 周。
- 鼻部较术前变细。由于鼻尖变细，鼻孔缘上抬，术后鼻部整体感觉变小且变低。

手术步骤（图 3-8-2）

❶ 采用双侧鼻翼软骨下切口入路。行皮下和骨膜下剥离，以进行截骨和驼峰切除操作。

❷ 切除软骨性驼峰，截除骨性驼峰。

❸ 截骨，缩小鼻骨宽度。

❹ 行耳廓软骨移植及鼻翼软骨缩窄缝合，上抬并缩小鼻尖。

❺ 于内侧脚间缝合固定两块重叠的耳廓软骨。

❻ 切除鼻翼缘，缝合。

❼ 行胶带粘贴，鼻夹板外固定，术毕。

案例展示见图 3-8-3。

治疗要点

细、小的鼻部并不适合所有的脸型，但是对于该案例的面部整体形象和比例非常适合。在美容外科中（特别是鼻部整形美容），对于诊断的要求高于精巧的操作技巧，此患者可以说是一个很好的例证。

手术名称：

驼峰切除术

鼻骨截骨术

鼻翼软骨缩窄术

耳廓软骨移植鼻尖上抬术

鼻孔缘上抬术

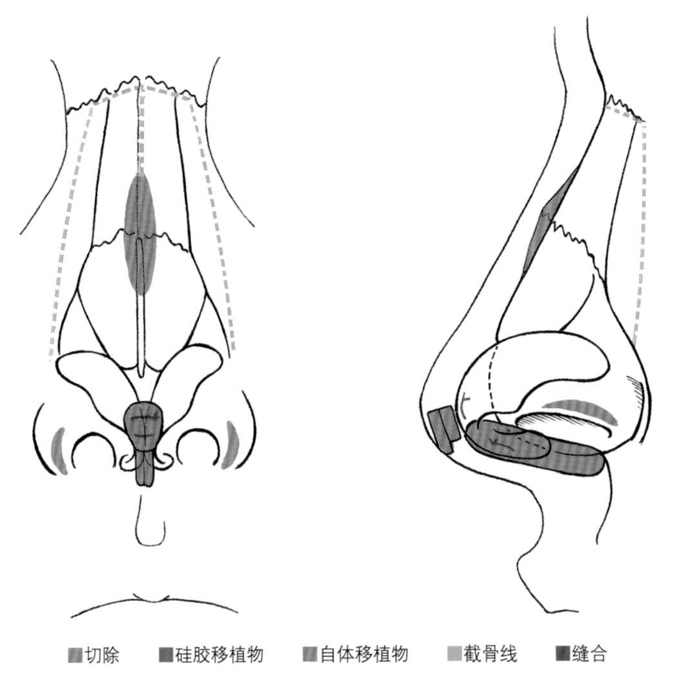

图 3-8-2　实施的手术

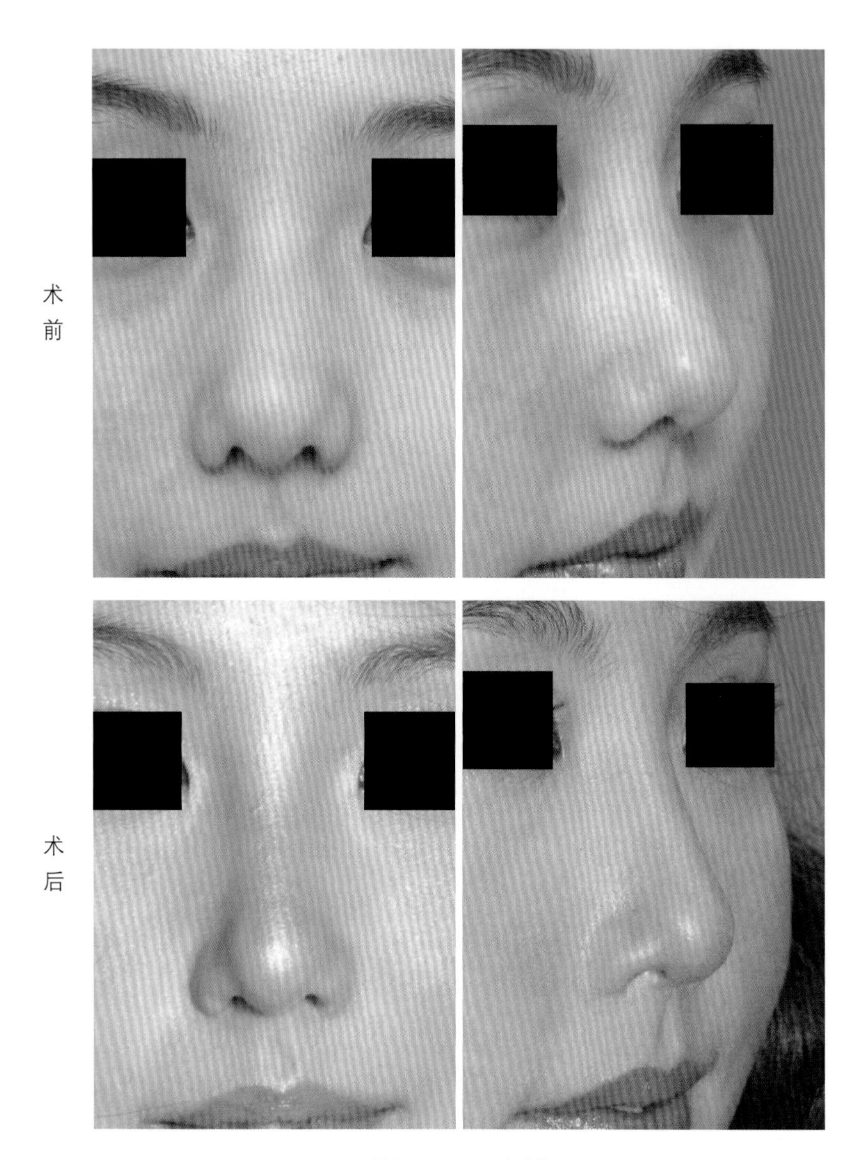

图 3-8-3　案例

案例 09 希望获得纤细的女性化鼻子

23岁，女性。鼻部较宽，鼻尖较圆，希望获得更加纤细的女性化鼻子而来就诊。

患者评估

鼻背部从鼻根到鼻尖较宽，有轻度的驼峰。鼻尖稍圆，鼻唇角成锐角（图 3-9-1）。皮肤厚度为平均厚度。

手术设计

对于患者进行面部中线区的结构分析后可以发现，从圆而突出的女性化前额到颏部的连线中，驼峰及鼻尖的位置较为重要。因此需要行驼峰切除，并略抬高鼻尖。同时，需要将鼻背的宽度变窄，并相应地缩小鼻尖。同期进行鼻骨截骨、鼻中隔软骨切除以及鼻翼软骨的部分切除，使鼻背变细，鼻尖上抬。拟进行鼻翼软骨缝合以及耳廓软骨移植以缩小鼻尖。

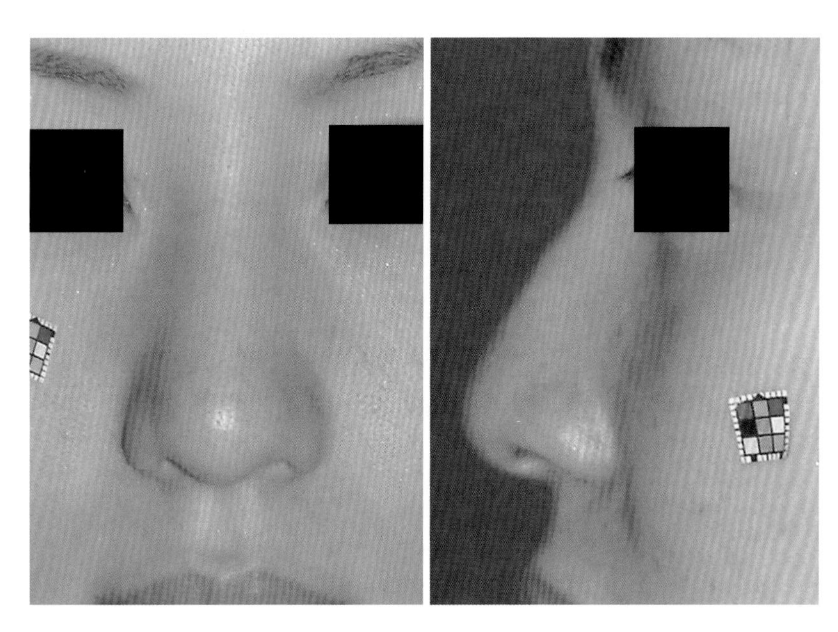

图 3-9-1　术前

术前告知

- 行鼻翼软骨下切开、梨状孔边缘切开和皮肤侧切开。
- 术中需切取耳廓软骨。
- 从鼻背到鼻尖变细，但有可能触到轻度的凹凸不平。
- 术后鼻尖变尖，并向上移动，从前面观有可能轻微露出鼻孔。
- 术后需要用胶带粘贴和鼻夹板外固定 1 周。
- 术后肿胀、瘀血（特别是眼睑周围）约 1 周。

手术步骤（图 3-9-2）

❶ 行双侧鼻翼软骨下切开、梨状孔边缘切开、皮肤侧切开，皮下和骨膜下剥离。

❷ 切除驼峰，行外侧截骨和中间截骨。

❸ 切除鼻中隔软骨下缘及两侧的鼻黏膜约 3 mm。

❹ 剪除鼻翼软骨头侧约 3 mm 宽的软骨，缩窄缝合后，植入 2 块重叠的耳廓软骨。

❺ 缝合皮肤。

❻ 行胶带粘贴，鼻夹板外固定，术毕。

案例展示见图 3-9-3。

手术名称：

驼峰切除术
鼻骨截骨术
鼻翼软骨缩窄术
耳廓软骨移植鼻尖上抬术
鼻小柱上抬术

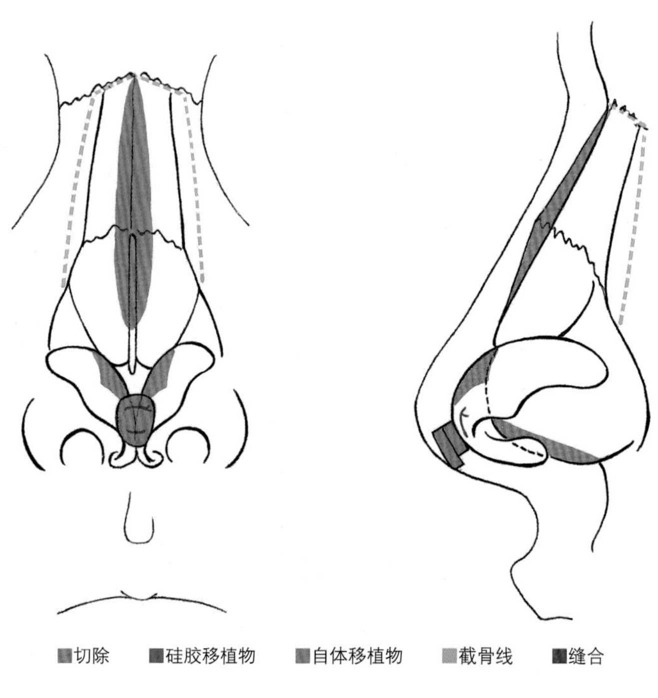

图 3-9-2　实施的手术

治疗要点

对于鼻部较宽，伴有鼻尖下垂的驼峰鼻，通常要使鼻尖轻度上抬，以使鼻部显得更为可爱。同时对于东亚人的面部来说，如果鼻背呈斜坡状，在向上调整鼻尖时也有不太适合的情况。最好在鼻背几乎呈直线，鼻尖轻度向上时即停止矫正。在鼻中隔软骨矫正后，鼻尖上抬的幅度有可能降低，因此最好与软骨移植同时进行。

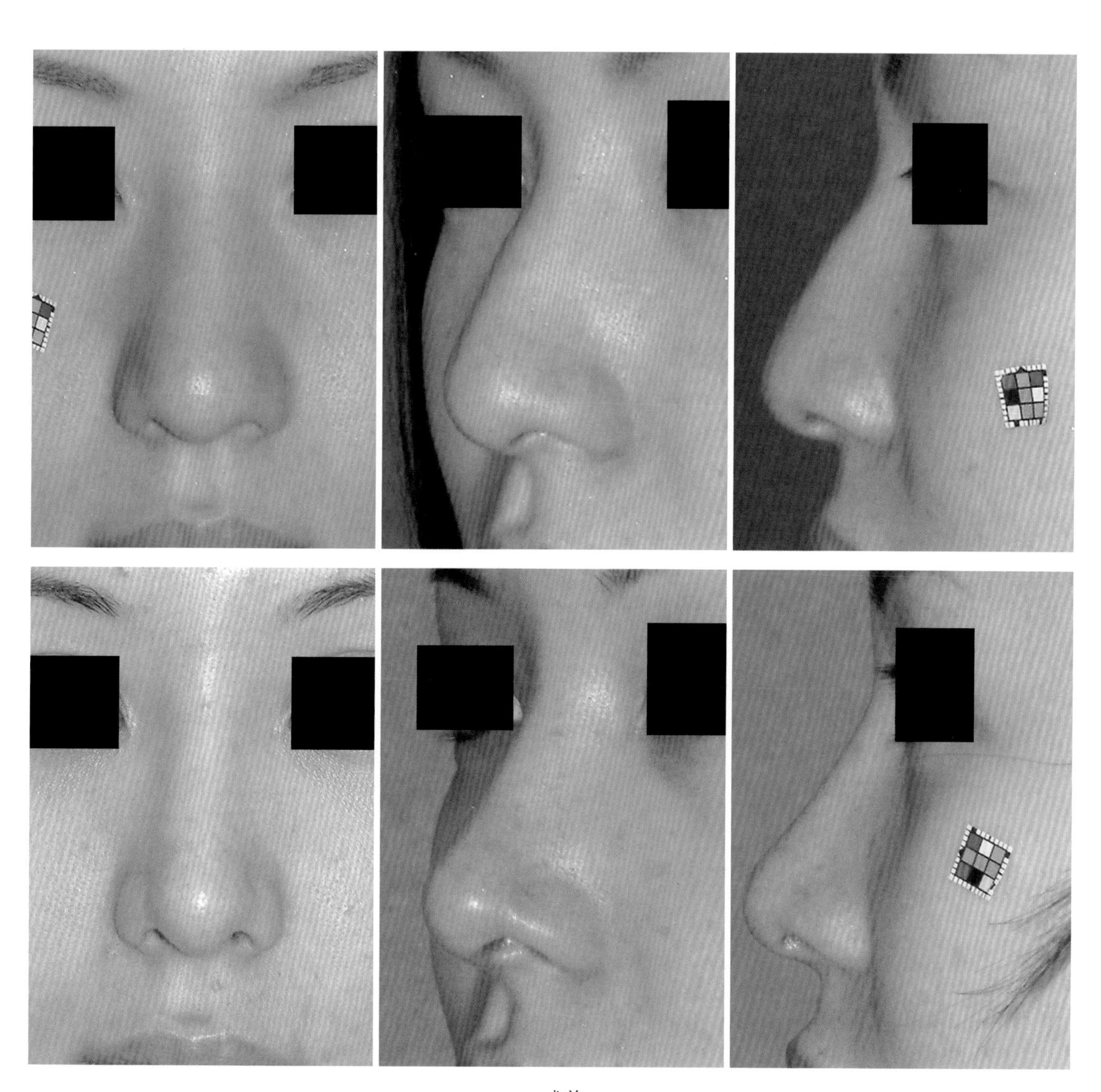

术前
术后

图 3-9-3 案例

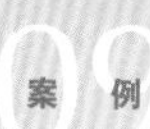

案例
10 想要改善较圆、较大的球形鼻

22岁，女性。有鼻尖较圆的球形鼻。既往曾接受过鼻尖缩小术。希望拥有更细的鼻子而来就诊。

患者评估

从鼻背到鼻尖较宽，没有驼峰。鼻尖稍有下垂，鼻尖和鼻尖上点为突点不明显的球形（图3-10-1）。这样的球形鼻尖与既往手术有关，也与局部存在瘢痕有关。皮肤厚度为平均厚度。

手术设计

手术的主要目的是缩窄从鼻背到鼻尖的宽度。由于没有驼峰，如果采用常规的鼻骨截骨方法，即使能够靠拢鼻骨基部，也很难使鼻背部变窄。因此，需要对中线旁的鼻骨和鼻外侧软骨进行少量的截除，之后将截骨后的鼻骨向中线靠拢，形成较细的鼻背。鼻尖处如果存在瘢痕组织，予以切除。切除鼻翼软骨的头侧部分并缩窄缝合。通过耳廓软骨移植缩小和上抬鼻尖。

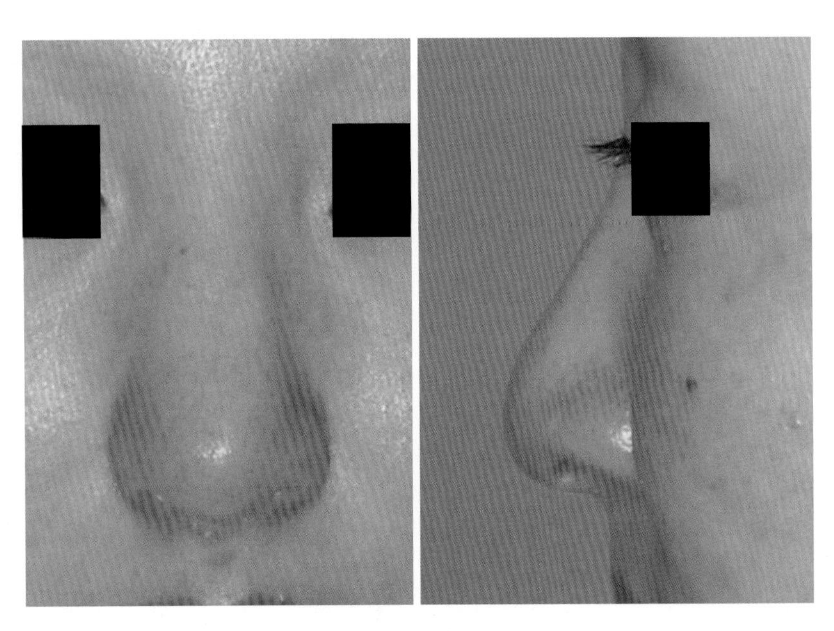

图3-10-1 术前

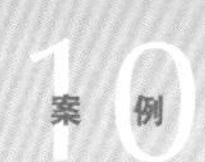

术前告知

- 手术切口包括鼻小柱切口、皮肤 3 处小切口和梨状孔缘切口。
- 术中行耳廓软骨切取和移植。
- 术后鼻部较术前变细。
- 术后鼻尖部变得较细，鼻尖部突点较为明显，呈稍向上的感觉。
- 术后触摸时有可能会有轻微的凹凸不平的感觉。
- 术后左右两侧不能完全对称，可能有微小的差别。
- 术后需要用胶带粘贴和鼻夹外固定 1 周。
- 术后肿胀、瘀血（特别是眼睑周围）约 1 周。

手术步骤（图 3-10-2）

❶ 经鼻小柱切口、皮肤 3 处小切口和梨状孔缘切口切开，行皮下及骨膜下剥离。切除瘢痕组织。

❷ 剥离鼻骨、鼻外侧软骨、鼻中隔等拟截骨或截软骨部位的鼻腔黏膜。

❸ 用手术刀切除约 2 mm 宽的鼻外侧软骨。

❹ 用厚约 2 mm 的往复锯截开鼻骨，彻底清洗，去除骨屑。

❺ 行外侧截骨和上方截骨，使鼻骨靠拢。

❻ 行鼻翼软骨的矫正及缩窄缝合，使鼻尖缩小。再行鼻尖区耳廓软骨移植。

❼ 缝合皮肤，行胶带粘贴，鼻夹外固定。

手术名称：

鼻骨截骨术

鼻翼软骨部分切除及缩窄缝合术

耳廓软骨移植鼻尖上抬术

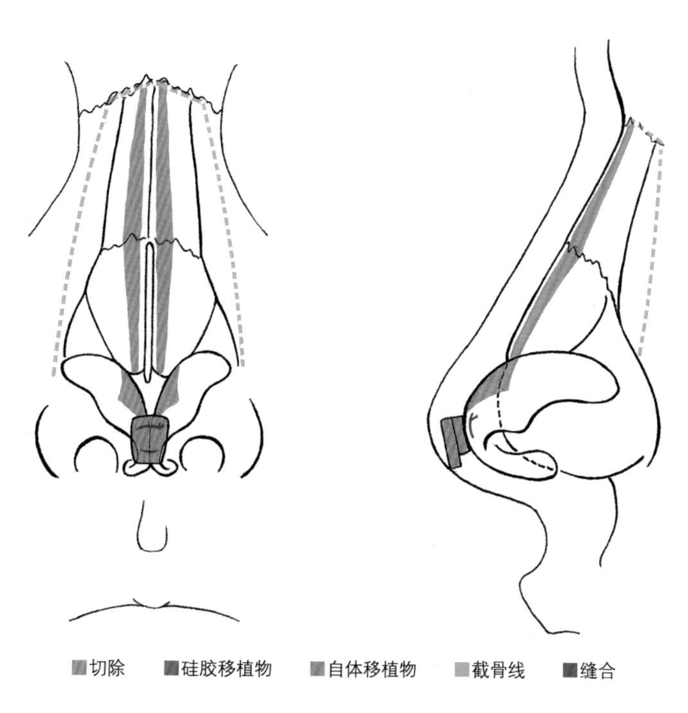

图 3-10-2 实施的手术

案例展示见图 3-10-3。

治疗要点

没有驼峰的鼻部缩小术根据鼻背形态的不同，手术入路各不相同。鼻背较细但鼻骨基部较宽时，通常采用鼻骨截骨以使鼻基部变窄。但是如果鼻背较宽时，必须去除一部分较宽的鼻梁结构，并从两侧向中间靠拢使鼻部变窄。对于此类案例不能只行鼻尖缩小，否则鼻尖缩小后外观会极不自然。

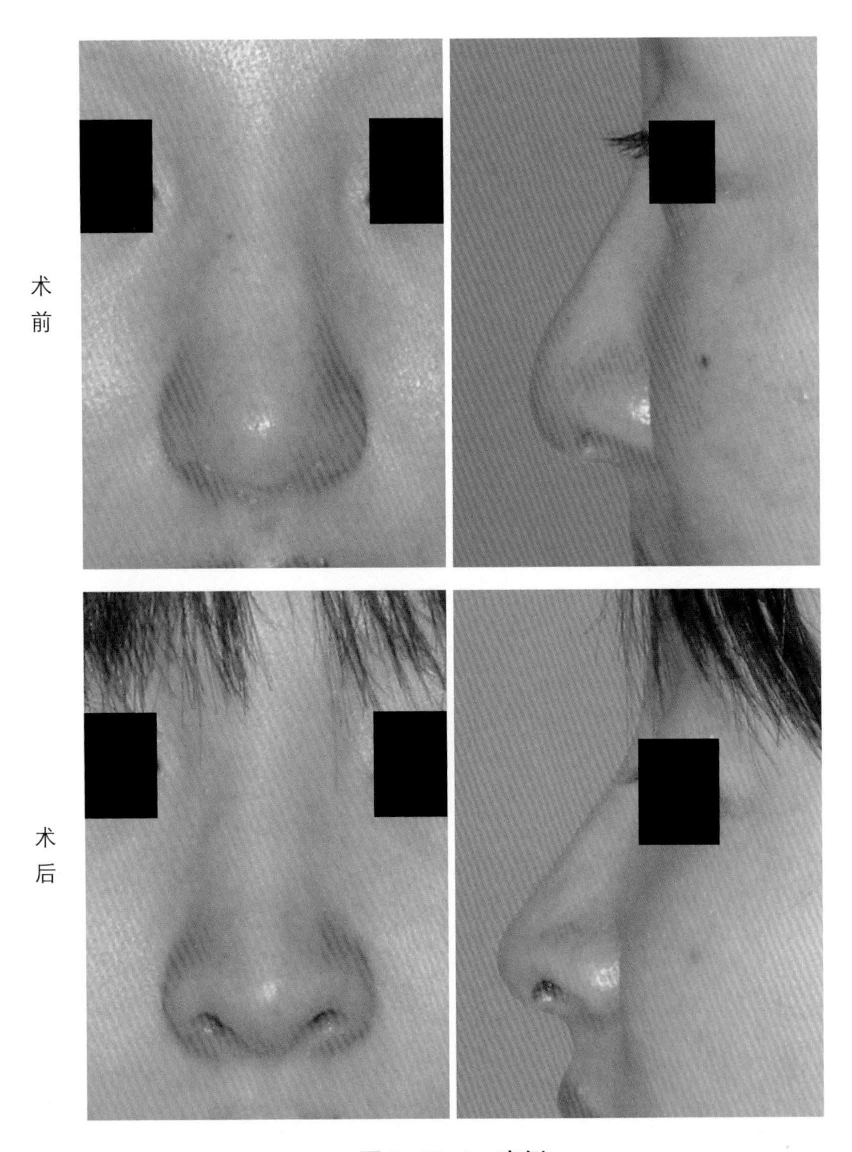

图 3-10-3　案例

案例 11 对于隆鼻及鼻尖缩小的效果不满意

20岁，女性。数月前曾在本院接受硅胶移植物隆鼻及软骨移植鼻尖缩小术，因对术后效果不满意而来就诊。

患者评估

患者数月前曾接受硅胶移植物隆鼻术、肋软骨移植鼻尖成形术，鼻尖的位置和形态良好，有轻度的“鹦鹉嘴”样外观。圆形脸，内眼角间距在平均水平，面下1/3的比例略短，属于婴儿脸类型。对于鼻背的高度基本满意，鼻根有点儿过高。移植物稍向右偏（图3-11-1）。皮肤厚度在平均水平。

手术设计

手术以纠正“鹦鹉嘴”外观为主要目的，希望获得更为可爱的鼻部形态。因此，首先需要将移植物向尾侧移动，与鼻尖过渡自然。之后，鼻根的最低点（Nasion）也向尾侧移位，鼻根部随之变低，较低的鼻根和较短的鼻子能够给人以可爱的感觉。

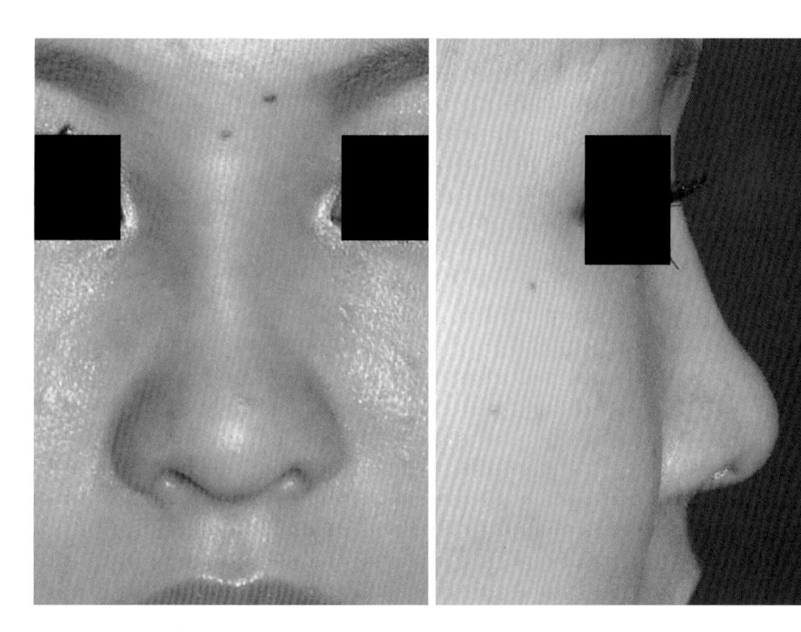

图3-11-1 术前

术前告知

- 行鼻翼软骨下切开。
- 术中使移植物向尾侧移动，并采用缝线在皮肤上固定。
- 术后需用胶带粘贴 1 周。
- 术后肿胀、瘀血（特别是眼睑周围）约 1 周。
- 手术虽然改善了移植物的位置，但是术后外观仍然可能欠满意。

手术步骤（图 3-11-2）

❶ 行单侧鼻翼软骨下切开，暂时取出移植物。

❷ 行双侧骨膜下和软骨表面剥离，注意保持分离腔隙左右对称。

❸ 重新植入移植物，确定位置良好，以 5-0 尼龙线从皮肤进针，穿过移植物后从皮肤侧出针，打结固定。

❹ 缝合皮肤。

❺ 行胶带粘贴，术毕。

案例展示见图 3-11-3。

治疗要点

该案例对鼻根最低点（Nasion）位置的调整是治疗的关键。眉间高度的调整需要根据个人的喜好来定。但是一般情况下，眉间变高后，鼻部看起来较长，内眦间距看起来较短。像孩子般可爱的感觉一般表现为较短的鼻部及更宽的内眦间距，与之相反则为成年美人的感觉。

手术名称：移植物位置调整术

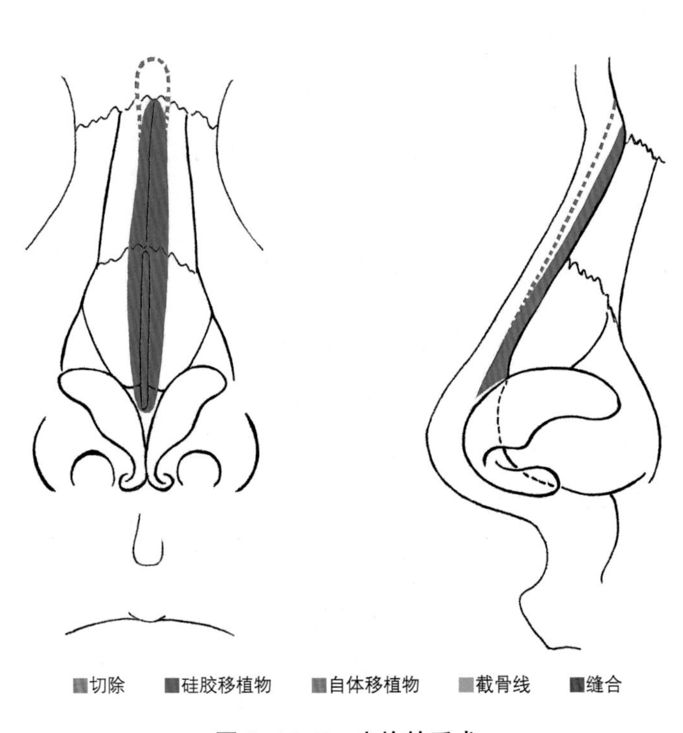

图 3-11-2　实施的手术

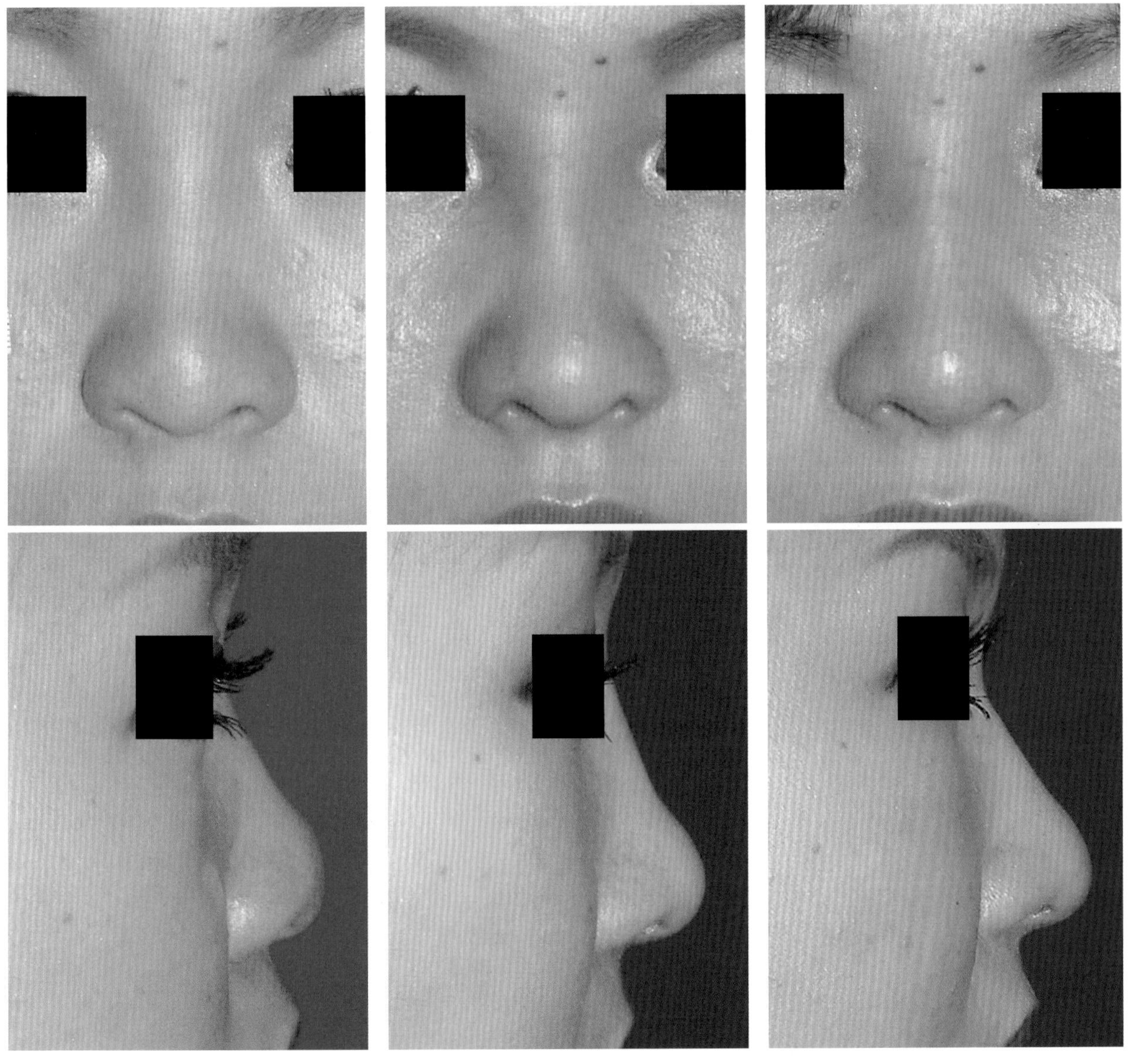

术前　　第 1 次术后数月　　第 2 次术后 2 个月

图 3-11-3　案例

案例 12

希望鼻子变细

27岁，女性。希望拥有像欧美人一样较细的鼻子而来诊。

患者评估

由于面部不对称导致有鼻部不正的感觉，但本人并不在意。

鼻根稍低，鼻背不是很宽。鼻小柱基底部向头侧移位，致使正面观无法显露。鼻孔呈喇叭形，鼻翼明显外扩（图 3–12–1）。皮肤较薄、较软。

手术设计

亚洲人的面部配上欧美人的鼻子并不一定是美观的。患者眉毛和眼睑的距离较短，睑裂较大，属于面部轮廓清晰的类型，配上欧美人的鼻子也有一定的合理性。

拟在鼻背植入更细的移植物。切除鼻尖的软组织，缩窄缝合鼻翼软骨，在鼻尖区植入耳廓软骨，使鼻尖变得更细、更尖。在鼻小柱区植入耳廓软骨使鼻小柱下降，从而从正面能够看到鼻小柱基底部。全层部分切除鼻翼，纠正喇叭形的鼻孔外观。

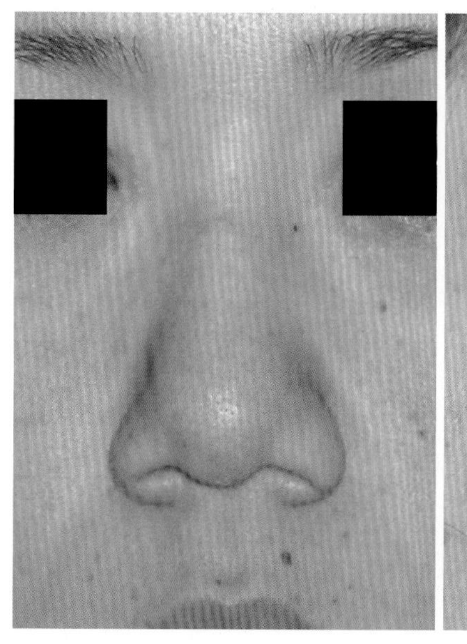
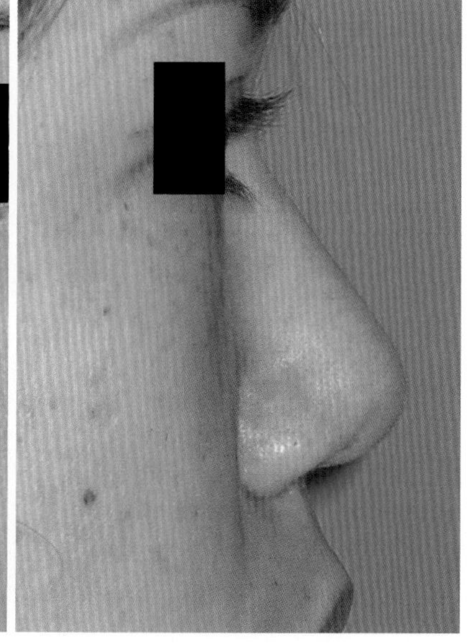

图 3–12–1　术前

术前告知

- 采用鼻翼软骨下切口和鼻翼切口。
- 术中行耳廓软骨切取和移植。
- 术后鼻尖可能有一种被夹捏的感觉。
- 术后需用胶带粘贴、鼻夹板外固定 7 天。
- 术后肿胀、瘀血（特别是眼睑周围）约 1 周。

手术步骤（图 3-12-2）

❶ 通过鼻翼软骨下切口在鼻背部分离形成腔隙，植入移植物。

❷ 切除鼻尖的皮下软组织，缩窄缝合鼻翼软骨，行耳廓软骨切取和移植。

❸ 由于鼻尖会稍向头侧旋转，为了使鼻小柱下降并下拉鼻尖，将两块重叠的耳廓软骨缝合固定于鼻中隔上。

❹ 行鼻翼的全层切除，缝合。

❺ 行胶带粘贴，鼻夹板外固定，术毕。

手术名称：

移植物隆鼻术

鼻小柱下降术

鼻翼软骨缩窄术

耳廓软骨移植鼻尖上抬术

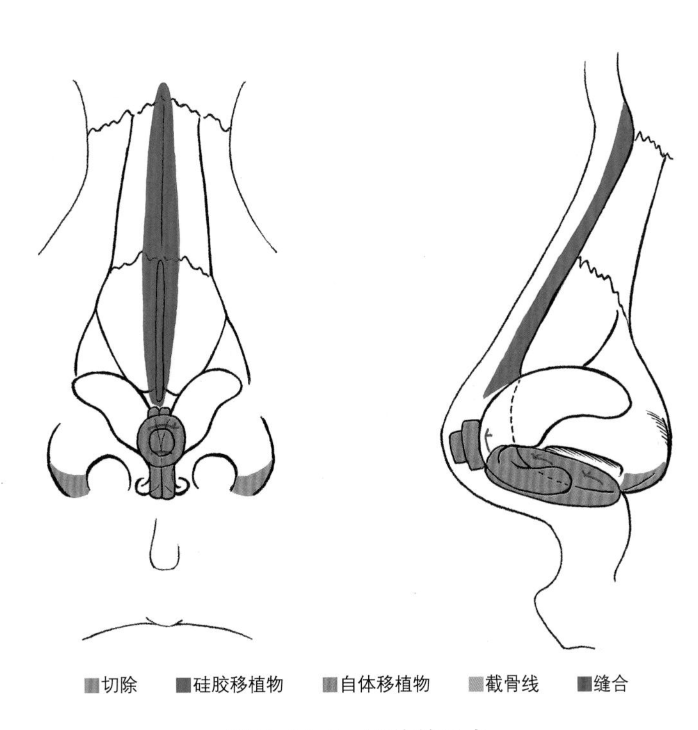

图 3-12-2　实施的手术

案例展示见图 3-12-3。

治疗要点

对于美容手术，患者满意就意味着手术的成功，除此之外，其他方面都不能决定手术结果的好坏。对于患者与一般美的标准略有不同的要求，临床医生需要进行认真的回应，不要简单地拒绝一些看似古怪的请求，认真地体会其意图也很重要。

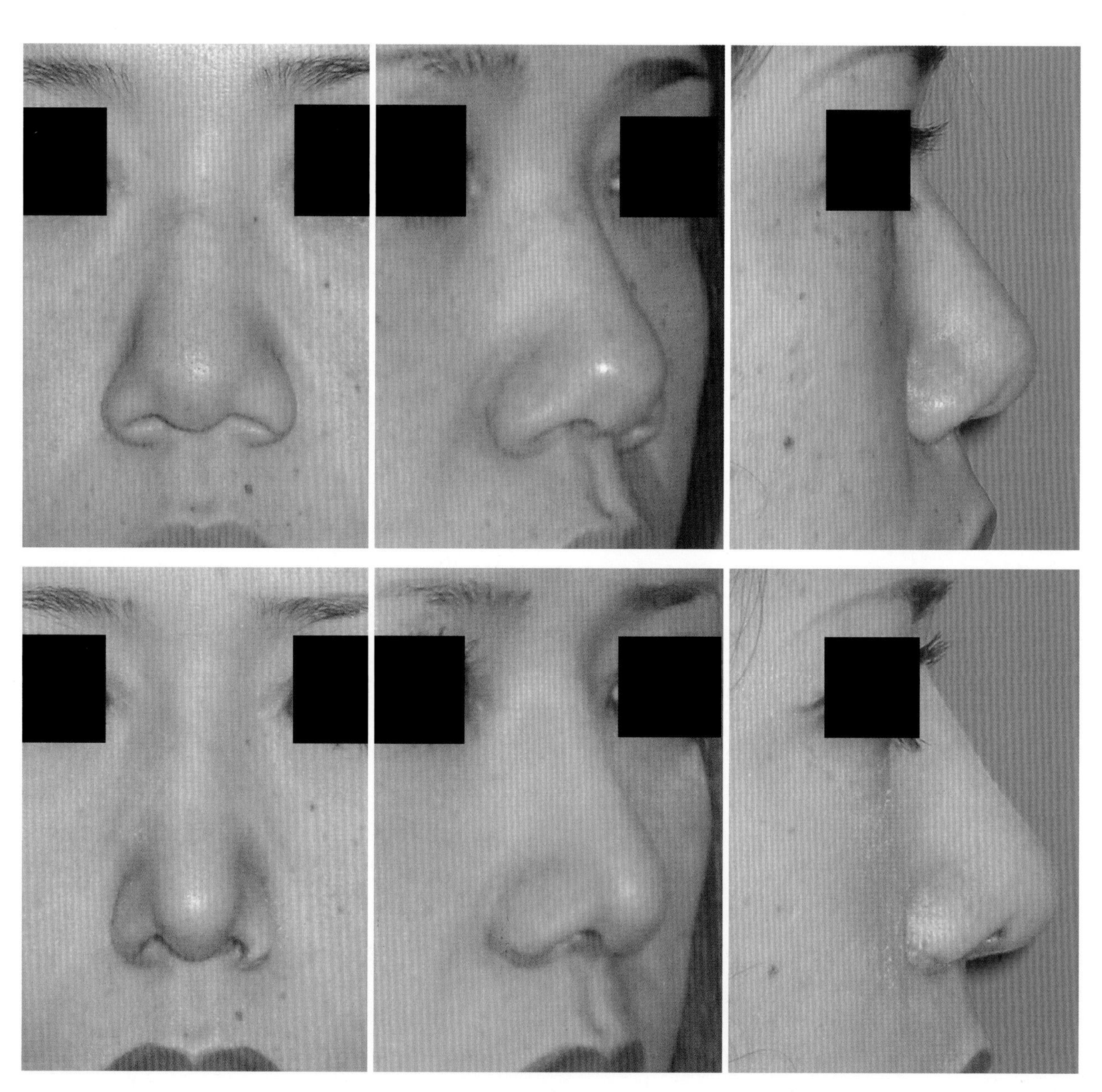

术前
术后

图 3-12-3　案例

案例

13 希望改变扁平的中面部和低矮的鼻子

21岁，女性。自觉面部扁平、鼻子低矮而来就诊。

患者评估

患者面部扁平，鼻背也较低，鼻小柱较短，鼻唇角成锐角。咬合正常，但中面部较低，轻度短鼻（图 3-13-1）。

手术设计

面部扁平感是由面部中央，也就是鼻部及其周围的凹陷所形成的外观。因此，针对下陷的鼻小柱和鼻翼部，需要从口腔侧切开，增加鼻唇角，增高鼻翼基底部，使其向前方移动。

对较低的鼻背行移植物隆鼻。由于存在轻度短鼻，需要采用肋软骨移植来延长鼻尖。

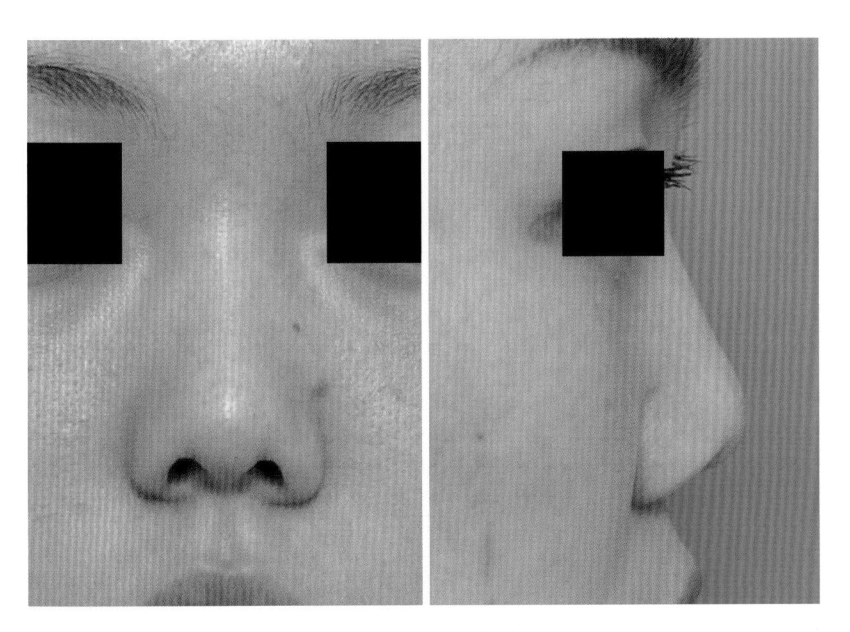

图 3-13-1　术前

术前告知

- 采用经鼻小柱切口和口腔前庭沟切口。
- 术中行肋软骨切取和移植、耳廓软骨切取并植入移植物。
- 术后鼻翼宽度略增加。
- 术后需用胶带粘贴和鼻夹板外固定 7 天。

手术步骤（图 3-13-2）

❶ 采用口腔内前庭沟切口，行骨膜下剥离至前鼻棘、梨状孔缘附近，形成植入腔隙。

❷ 精细加工移植物，植入骨膜下腔隙。在梨状孔缘周围植入厚约 8 mm 的移植物，在前鼻棘处植入厚约 5 mm 的移植物。

❸ 采用经鼻小柱切口，植入移植物。

❹ 行肋软骨切取和移植延长鼻尖。用两块重叠的耳廓软骨移植上抬鼻尖。

❺ 闭合切口。

案例展示见图 3-13-3。

治疗要点

在面部扁平的患者中，大多数可见中面部较低、颧部较高、鼻部较低，常因自觉颧部过高而来就诊。在进行颧骨塑形之前，需要进行一次面中部状态的评估。从该案例中能够体会到中面部的突出及鼻背部延长带来的效果。

手术名称：

移植物隆鼻术

鼻翼基底部增高术

鼻唇角塑形术

耳廓软骨移植鼻尖上抬术

肋软骨移植鼻尖延长术

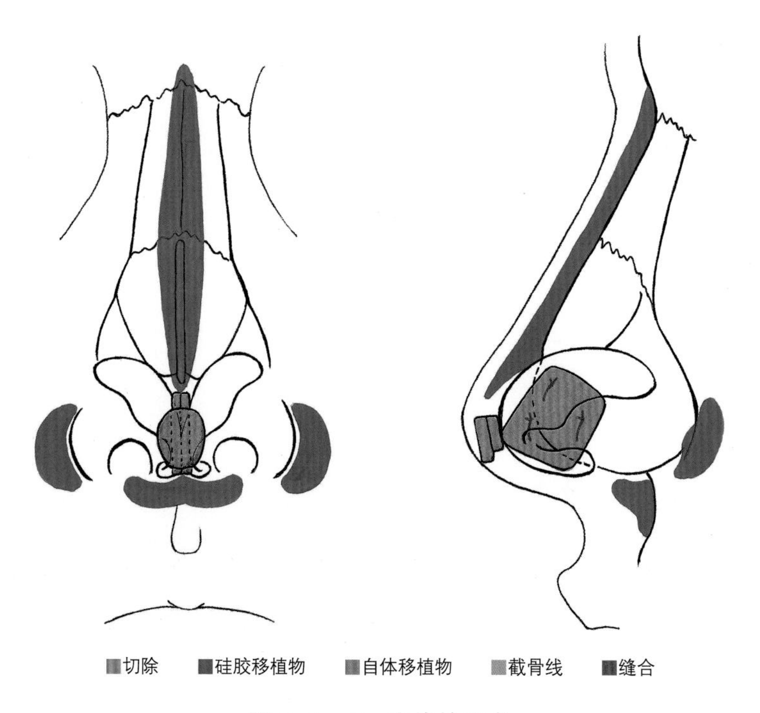

图 3-13-2　实施的手术

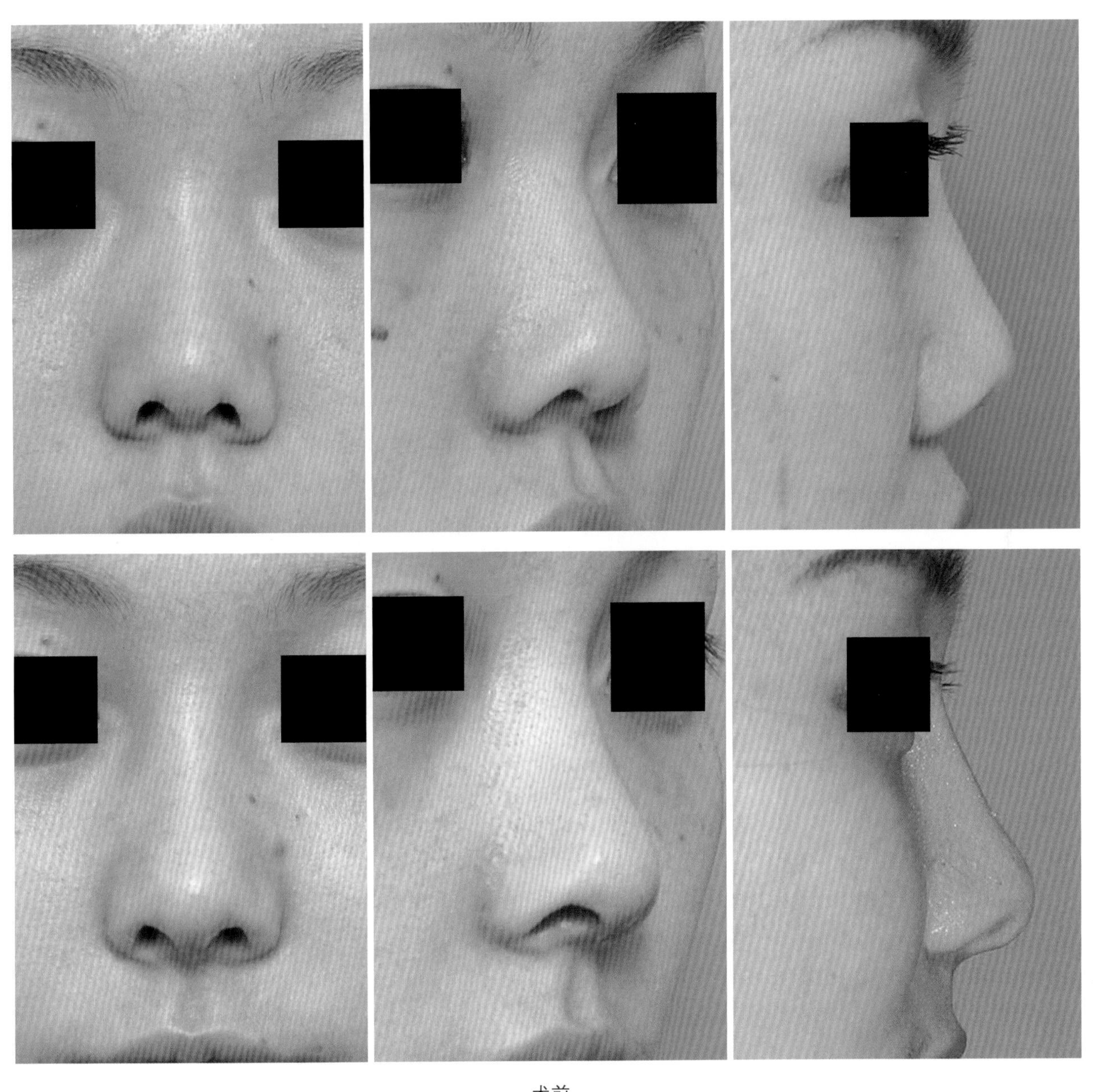

术前
术后

图 3-13-3 案例

案例
14 鼻尖缩小术后变形的矫正

29岁，男性。1个月前曾接受鼻尖缩小术。希望改善鼻部夹捏状的形态而来就诊。

患者评估

患者的表现可能是由于为缩小鼻尖而进行鼻翼软骨缩窄缝合而引起的。该男性患者皮肤厚且硬，缩窄缝合后皮肤产生剩余，由于组织可向头侧和尾侧移动，容易发生在此例中出现的“鹦鹉嘴”畸形。由于切除皮下组织过多、缩窄缝合鼻翼软骨过紧，鼻翼的中间部分突然变窄，形成了所谓的夹捏鼻（Pinched Nose）样外观（图 3–14–1）。

患者主要对鼻尖的形态不满意。对于鼻尖宽度、“鹦鹉鼻”等外观并不太在意，只是想解决夹捏鼻的状态。

手术设计

为解决鼻翼部的凹陷，采用耳廓软骨移植进行矫正。

鼻唇角成锐角，参照鼻翼的位置，综合考虑患者的意愿，采用耳廓软骨移植使鼻小柱下降。

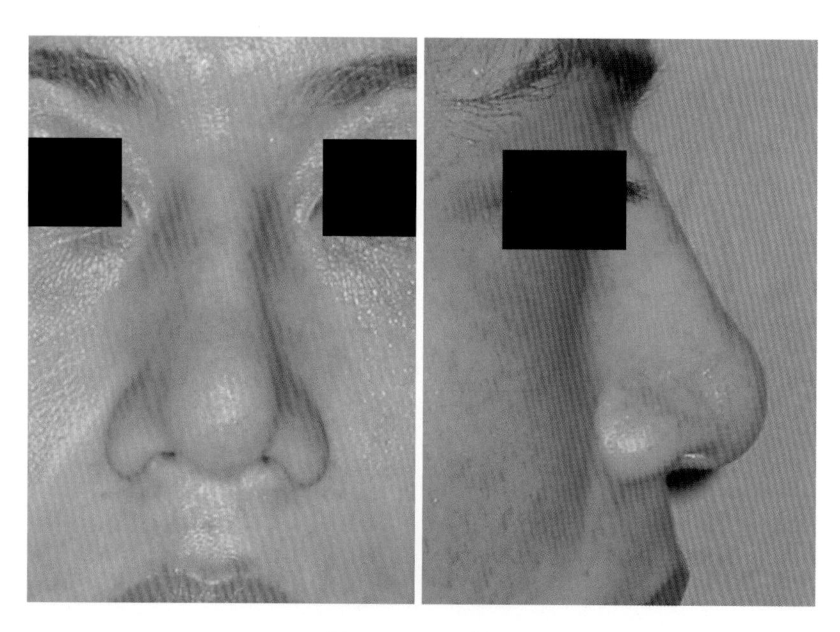

图 3–14–1　术前

术前告知

- 采用双侧鼻翼软骨下切口。
- 行耳廓软骨切取和移植。
- 术后有可能看出移植软骨的形态，特别是边缘部位。鼻部调整后，有可能出现局部的不平。
- 左右两侧可能不完全对称。
- 术后需用胶带粘贴 5 天。
- 术后肿胀、瘀血约 1 周。

案例展示见图 3-14-3。

手术步骤（图 3-14-2）

❶ 行双侧鼻翼软骨下切开，剥离凹陷区的皮下组织。

❷ 仔细塑形耳廓软骨，使其边缘形成一定的弧度，植入鼻翼凹陷处。用缝线固定，注意避免移植物旋转或翻转移位。

❸ 向鼻小柱基底部植入两块重叠的耳廓软骨，缝合固定。

❹ 行胶带粘贴，术毕。

治疗要点

此案例出现的问题在鼻尖缩小术后较为常见，夹捏鼻外观极不自然。特别是对于皮肤较厚者，更容易发生鼻尖部皮肤突出，表现为本例中夹捏鼻样外观。临床许多患者并不在意鼻背部的“鹦鹉嘴”畸形外观，但是需要注意防止夹捏鼻矫正后出现“鹦鹉嘴”畸形加重的现象。

手术名称：

耳廓软骨移植鼻凹陷矫正术

耳廓软骨移植鼻小柱下移术

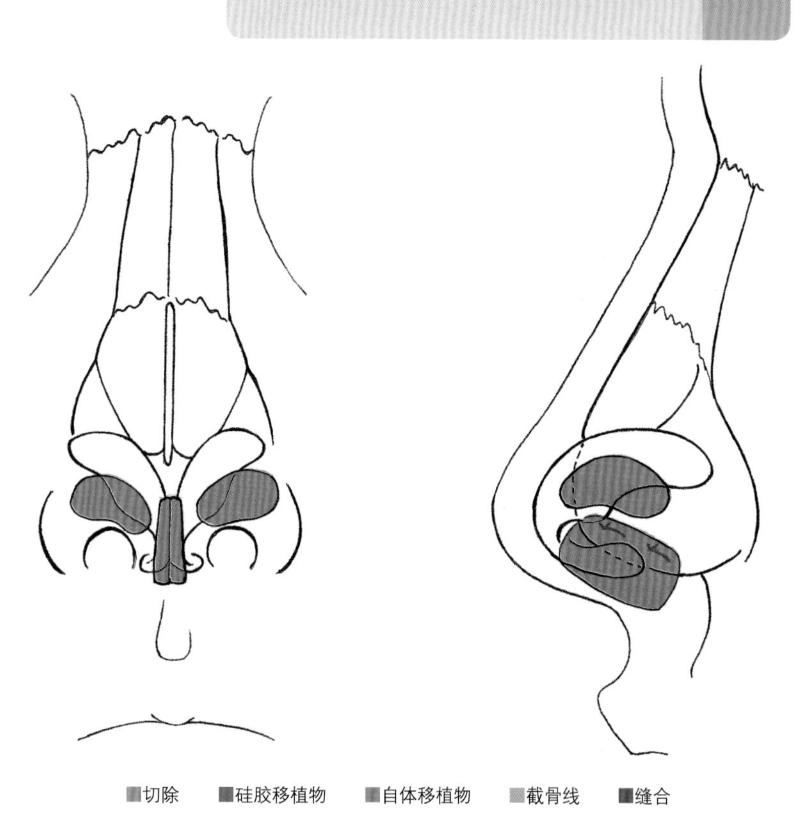

图 3-14-2　实施的手术

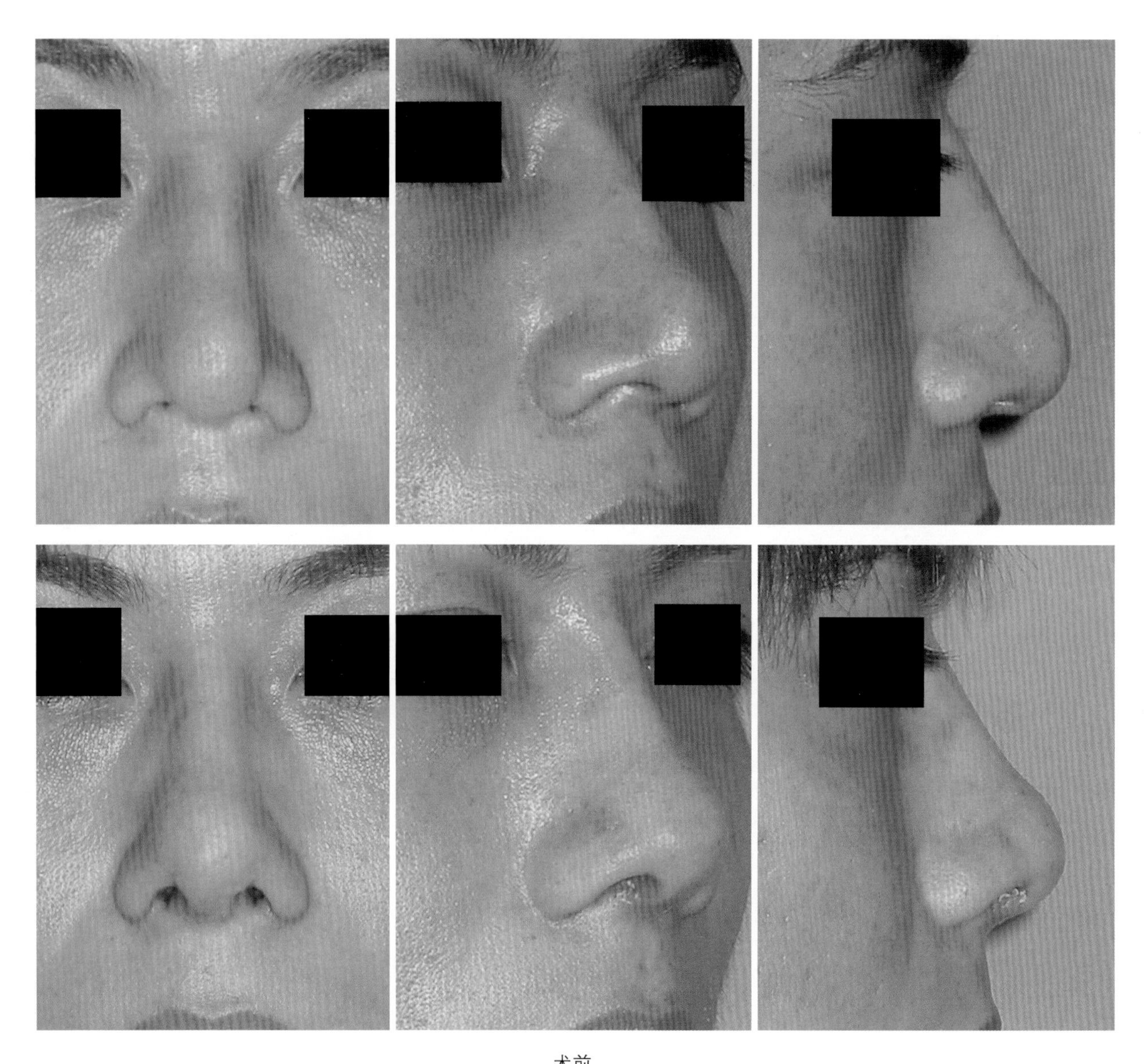

术前
术后

图 3-14-3　案例